Tita Kern

Leuchtturm sein

Tita Kern

Leuchtturm sein

Trauma verstehen
und betroffenen
Kindern helfen

Mit Illustrationen von SaBine Büchner

KÖSEL

FSC MIX Papier | Fördert gute Waldnutzung FSC® C010328 www.fsc.org

Penguin Random House Verlagsgruppe FSC® N001967

4. Auflage 2025

in der Penguin Random House Verlagsgruppe GmbH,
Neumarkter Str. 28, 81673 München
produktsicherheit@penguinrandomhouse.de
(Vorstehende Angaben sind zugleich Pflichtinformationen nach GPSR)
Umschlag: Weiss Werkstatt München
Umschlagmotiv: SaBine Büchner, Berlin
Redaktion: Dr. Peter Schäfer, Gütersloh
Satz: Greiner & Reichel, Köln
Druck und Bindung: Alföldi Nyomda Zrt., Debrecen
Printed in Hungary
ISBN 978-3-466-37206-5
www.koesel.de

Inhalt

Dieses Buch ist Sophie, Pino, Yasemin, Luis, Magdalena, Elias, Natalja, Leo, Emmy, Laurenz, Aurora, Henry, Samira, Arian, Eva und all den anderen Kindern und Jugendlichen gewidmet, die mir über Leben und Wachsen beigebracht haben, was in keinem Buch zu finden ist.

Rudern zwei
ein boot,
der eine
kundig der sterne
der andre
kundig der stürme,
wird der eine
führn durch die sterne,
wird der andere
führn durch die stürme,
und am ende ganz am ende
wird das meer in der erinnerung
blau sein

Reiner Kunze

Vorwort

Das Wissen um die Wucht traumatischer Lebensereignisse und zugleich die tiefe Überzeugung, dass es bei allem Schmerz in all diesen Kindern etwas gibt, das heil bleibt, das nicht überschattet werden kann und so ermöglicht, dass das Meer am Ende in der Erinnerung blau sein kann – diese beiden Aspekte sind auch nach fast zwanzig Jahren Herz und Seele meiner Tätigkeit und Haltung. Dabei war für mich die Rolle der Bezugspersonen schon immer besonders und ist es bis heute. Besonders relevant und wirkungsvoll, besonders herausfordernd und schwierig, besonders ermutigend und berührend.

Sie sind es, die jeden Tag und jede Stunde zu ihren Kindern und Jugendlichen stehen, die mit Tränen und Humor, mit Mut und Liebe Wege ermöglichen, die zunächst fast unmöglich erscheinen. Daraus ist ein Bild entstanden, das seit über zehn Jahren unsere Beratungen prägt und unsere Lehre begleitet. Denn wenn Kinder, unsere kleinen Seeleute, in stürmische Gewässer geraten, brauchen sie vor allem eins: die Verbindung zu einem Hafen, tief in ihrem Herzen, und das starke Licht eines Leuchtturmes, das ihnen die Richtung weist und Hoffnung schenkt. Dann können auch schwere Unwetter überstanden werden. Sicher nicht, ohne Spuren – auch schmerzhafte – zu hinterlassen. Aber oft genug, ohne krank zu machen, ohne das andauernde Gefühl, immer weiter ausgeliefert und im Sturm gefangen zu sein.

Für Sie, die Bezugspersonen, habe ich dieses Buch geschrieben. Die verwendeten Erklärungen und Bilder versuchen ein komplexes und sich stets wandelndes Fachgebiet in Worte zu fassen und sind daher als Modelle zu verstehen. Modelle, die zum Ziel haben: Gut verständlich praktisches Wissen und Werkzeuge zu vermitteln, damit Sie voller Mut und Zuversicht zum sicheren Richtungslicht für Ihre Kinder werden. Diesem Gedanken folgend wird die wissenschaftlich interessante und in Fachkreisen gern und engagiert diskutierte Differenzierung zwischen den Begriffen »traumabelastet«, »traumaerfahren« oder auch »traumatisiert« in diesem Buch nicht vorgenommen. Es gibt für jeden dieser Begriffe gute und fundierte Argumente dafür und dagegen und in diesem Buch dürfen sie alle Verwendung finden.

Mein großer Dank gilt vor allem SaBine Büchner. Du hast das Seefahrerkind lieb gewonnen und ihm auf deine unvergleichliche Art eine Gestalt gegeben. Außerdem danke ich Barbara Mühlenhoff. Du hast die ersten Schritte dieses Buches begleitet und geholfen, seine Basis zu finden. Außerdem bin ich Ina Raki dankbar. Dein Input, deine Klarheit und deine unerschütterlich positive Art haben mich immer wieder Mut schöpfen lassen. Ohne dich wäre es nicht gegangen. Zuletzt gilt mein Dank Simon Finkeldei. Dir ist das Seefahrerkind so vertraut wie sonst nur mir. Danke für deine große Geduld in dunklen und in hellen Momenten sowie für den letzten Schliff.

Einleitung

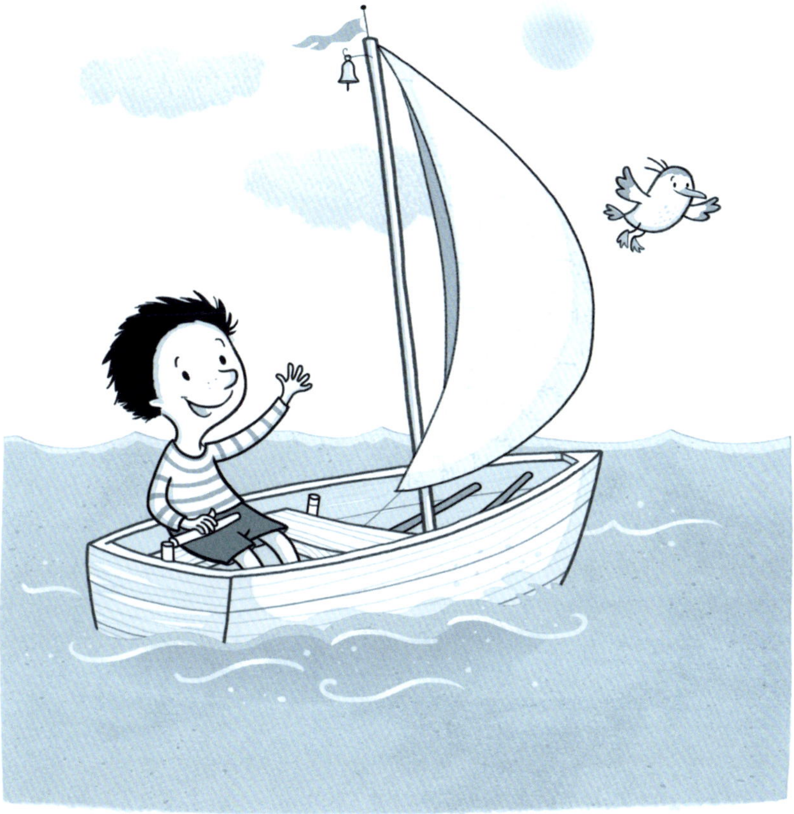

Alle kleinen Seeleute werden mit einer tiefen Liebe zum Meer geboren. Die Sehnsucht hinauszufahren und zu neuen Ufern aufzubrechen, ist ihnen in die Wiege gelegt. Solange ihr Hafen spürbar und ihr Leuchtturm in Sicht ist, kann das Abenteuer, das Aufwachsen und Großwerden heißt, gar nicht groß genug für sie sein. Mit dieser Sicherheit erkunden sie auf See neue Inseln und unbekannte Gewässer, lernen, wie die Welt funktioniert.

Viele Menschen geraten im Laufe ihres Lebens in herausfordernde oder bedrohliche und ängstigende Situationen. So etwa beim Miterleben eines Unfalls, angesichts eines Todesfalls in der Familie, bei einer schmerzhaften Behandlung im Krankenhaus, wenn ein geliebter Mensch erkrankt oder wenn Mobbing durchlitten wird. Wir können unsere Kinder nicht immer so umfassend vor Schmerz und Erschütterung schützen, wie wir es uns wünschen. Jeder Mensch kann Situationen erleben oder miterleben, die die Sicht auf sich selbst und die Welt tiefgreifend verändern. Das ist vielleicht die schlechte Nachricht.

Die gute Nachricht jedoch ist, dass nicht nur Belastung und Leid, sondern auch der starke innere Wunsch zu leben und zu wachsen fester Bestandteil unserer menschlichen Existenz ist. Und dass große und kleine Menschen grundsätzlich dafür ausgerüstet sind, das Leben und sogar ernste »Lebensstürme« zu meistern. Kinder, deren größte Aufgabe genau darin besteht, größer zu werden, neue Lösungen für neue Aufgaben zu finden, sich auf die abenteuerliche Reise Leben einzulassen, haben dabei die Nase ganz vorn. Solange Kinder spüren, dass sie einen sicheren Hafen im Rücken haben, in den sie sich flüchten können, wo Kraft geschöpft oder Versicherung eingeholt werden kann, und einen Leuchtturm an ihrem Lebenshorizont erleben, der beständig und stark die Richtung zeigt, sind sie für »die See« wie geschaffen.

Die hoffnungsvolle Botschaft dieses Buches soll also sein: Mit dem, was Ihre Kinder bereits an Grundausstattung und Sie gemeinsam an Verbindung mitbringen, gibt es unzählige Möglichkeiten, wie Sie als Eltern, Bezugspersonen oder Fachkräfte Ihr Kind auch nach schwerer Belastung stärken und so mitgestalten und beeinflussen können, dass Verarbeitung gelingt.

Ziel ist es, Ihnen zu helfen, Traumatisierung fundiert verstehen und ihre Folgen erkennen zu können, um hilfreich und verarbeitungsfördernd aktiv an der Seite Ihrer Kinder zu sein. Es gibt, wenn Sie sich eingehend mit dem Thema Trauma beschäftigen, verschiedene Ansätze und mehr oder weniger wissenschaftliche Blickwinkel mit unterschiedlichen Erklärungsmodellen. Worin sich alle einig sind: Ein Trauma hat Folgen, und diese können in Heilung oder in Chronifizierung münden.

Dieses Buch erklärt Schritt für Schritt, wie Traumatisierung entsteht und welche Dynamik sie nach sich zieht. Wenn dieses Verständnis einmal verinnerlicht ist, entsteht nicht nur Klarheit darüber, warum manche Ereignisse zu groß sind für Kopf und Herz, nicht zur Ruhe kommen, Fremdköper bleiben und anhaltend ganz spezielle Symptome verursachen. Es erschließt sich auch eine Vielzahl von Handlungsmöglichkeiten in der Unterstützung betroffener Kinder, die Verarbeitungswege ebnen und Heilung fördern.

Wiederholte oder andauernde Traumatisierung, wie zum Beispiel durch Vernachlässigung, anhaltendes Gewalterleben, schwerste chronische Erkrankung, Flucht oder Ähnliches, ist in ihrer Auswirkung auf Kinder, Jugendliche und auf die Systeme, in denen sie leben, sehr komplex und kein Schwerpunktthema dieses Buches. Aufbauend auf die Inhalte dieses Grundlagenbuches, sollten Traumatisierungen dieser Art daher weiterführend betrachtet werden.

Das ***erste Kapitel des Buches (Sturm auf hoher See – verstehen, was Trauma bedeutet)*** behandelt das Thema Traumatisierung allgemein: Ist überhaupt jedes Kind traumatisiert, das bestimmte Dinge erlebt? Und ist der Unterschied zwischen Krise und Trauma wichtig? Was macht eine Traumatisierung aus, und was folgt daraus? Wie beeinflussen neben dem eigentlichen Ereignis das Vorher und das Nachher den Verarbeitungsweg?

Das ***zweite Kapitel (Sturmschäden und Seerettung – Traumasymptome und geeignete Hilfe)*** wendet sich den Folgen einer Traumatisierung auf eine sehr praktische Art zu, die nicht nur beschreibt, was Bezugspersonen an ihren Kindern und Jugendlichen beobachten, sondern auch, wie sie hilfreich und heilungsfördernd damit umgehen können.

Das ***dritte Kapitel (Sturm, der sich nicht mehr legt – wenn Traumafolgen bleiben)*** definiert Grenzen der eigenen Unterstützungsmöglichkeiten und gibt Hinweise darauf, wie Sie erkennen, dass Ihr Kind weitere Unterstützung benötigt.

Im ***vierten Kapitel des Buchs (Hafen und Leuchtturm – so gelingen Verbindung und Orientierung)*** lesen Sie von der Bedeutung von Verbindung und Orientierung, wie Sie diese Faktoren im Leben Ihres Kindes verkörpern und damit Verarbeitung fördern.

Viele Bezugspersonen kommen nach traumatischem Stress in die Situation, schwierige Gespräche mit ihren Kindern oder Jugendlichen führen zu müssen. Mit dem Warum und dem Wie befasst sich das ***fünfte Kapitel (Untiefen***

bewältigen – über das Unfassbare sprechen) und geht insbesondere auf Formulierungen nach traumatischen Todesfällen ein.

Wie es Ihnen selbst gelingen kann, in durch ein Trauma herausfordernden Zeiten bei Kräften zu bleiben, ist Thema des ***sechsten Kapitels (Wetterfest werden – selbst auf den Füßen bleiben).*** Hier lesen Sie, woran Sie erkennen, dass Ihr »Akku« mehr Pflege braucht und welche Schritte dazu beitragen können, stabil zu bleiben.

Das ***siebte Kapitel (Rettungsringe – hilfreiche Methoden für typische Situationen)*** schließlich beschreibt Techniken und Übungen, die Sie gemeinsam mit Ihrem Kind oder Jugendlichen ausprobieren können.

Im Anhang schließlich finden Sie eine Auswahl an hilfreichen Adressen und Lektüreempfehlungen.

Lassen Sie uns gemeinsam auf die Reise gehen!

1. Sturm auf hoher See – verstehen, was Trauma bedeutet

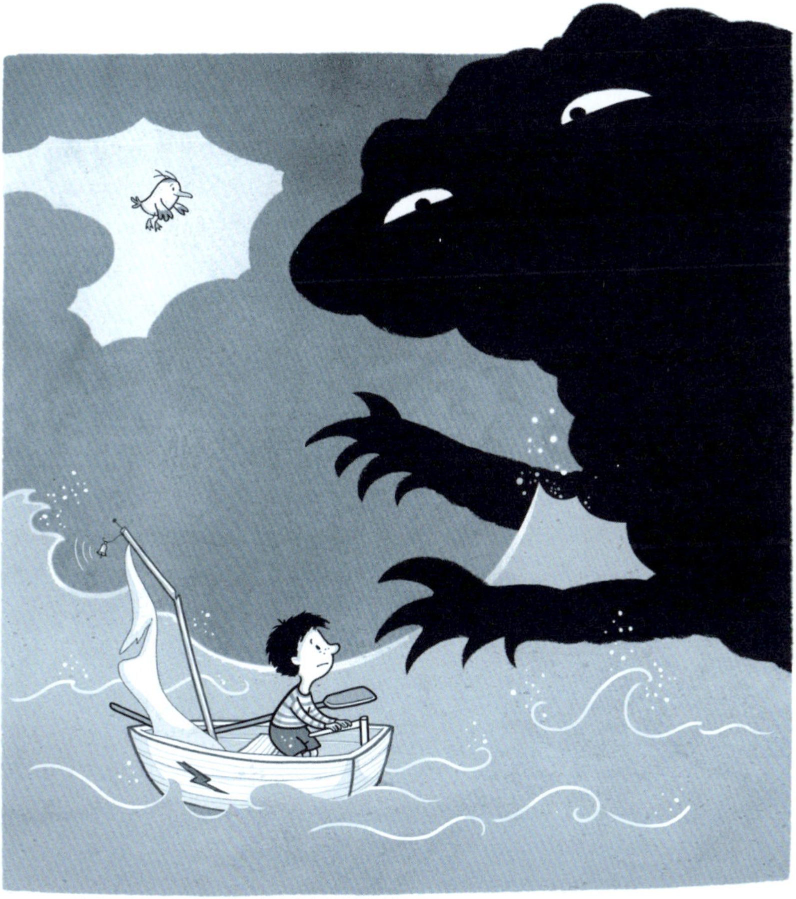

Obacht: Sturm bricht herein! Er greift nach dem Boot wie ein Ungeheuer. Die Sturmglocke ruft. Kein Weg führt hinaus. Kein Manöver, das noch Wirkung zeigt – und keine Rettung in Sicht. Das Seefahrerkind ist ganz allein.

1.1. Traumatisierung, was heißt das eigentlich?

Ereignisse, die Schmerz, Trauer oder Enttäuschung auslösen und die eigene Begrenztheit bewusst machen, gehören zu jedem Leben. Diese Situationen können Zusammenhalt spürbar machen, sie lehren uns, Unterstützung anzunehmen, über uns selbst hinauszuwachsen – und sie lassen uns spüren, dass sich Anstrengung lohnen kann.

Das geht Erwachsenen so und Kindern ebenfalls. Oft können auch unsere Jüngsten an solchen Lebenswellen, die sie nur mit Anstrengung bewältigen, wachsen. Sie können dabei die eigene Kraft spüren, die Erfahrung erlebter Unterstützung machen, fantasievolle und kreative Strategien der Problemlösung lernen und neue Stärken entwickeln. Denn wenn ein Mensch aus eigener Kraft bei ausreichender Unterstützung eine große Lebenswelle bewältigen kann, speichert seine Psyche die wertvolle Erfahrung, eine Situation gemeistert zu haben. Dabei kann diese Bewältigung auf verschiedenen Wegen erfolgen: indem eine Person sich aus der Situation befreit oder diese verändert, indem sie die Situation verlässt oder indem sie Schutz und Beistand findet.

Doch immer wieder geschieht es auch, dass Menschen herausfordernde Lebenssituationen oder Krisen rückblickend nicht wirklich als »gemeistert«, sondern eher als »überstanden« empfinden. Daraus entstehen mitunter Lebensaufgaben oder -themen, mit denen wir uns immer und immer wieder beschäftigen.

Doch bedeutet das allein bereits, dass es zu einem Trauma gekommen ist? Was genau unterscheidet eine Krise oder Lebenswelle von einem traumatischen Ereignis, einem ausgewachsenen Sturm? Wo verläuft die Grenze zwischen »Stress« und »traumatischem Stress«?

Schauen wir uns zunächst an, welche Strategien unsere Psyche grundsätzlich anwendet, um mit bedrohlichen Situationen umzugehen. Denn mit diesem Wissen lässt sich leichter verstehen, was bei einer Traumatisierung passiert.

Die Psyche nutzt Notfallprogramme, um bedrohliche Situationen zu überstehen

Sehen wir uns das an einem einfachen Beispiel an:

Luisa, ein kräftiges fünfjähriges Mädchen, versucht in der Spielecke die wesentlich kleinere vierjährige Maxima gegen deren Willen als Schmetterling zu verkleiden. Sie hält sie fest, verbiegt ihre Arme und lässt keinen Zweifel an ihrer körperlichen Überlegenheit. Maxima erlebt dies als unangenehme, sogar bedrohliche Stresssituation. Sie schaut, ob ihre Erzieherin sie sieht und versucht zeitgleich von Luisa wegzukommen. Als ihr das nicht gelingt, strampelt sie heftig und beißt Luisa schließlich kräftig in den Arm.

Was dieses Beispiel zeigt: Wir können uns vorstellen, dass unser Gehirn über eine Sturmglocke verfügt, deren Aufgabe es ist, unter übergroßem Stress Alarm zu geben, Kräfte freizusetzen und Notfallprogramme einzuleiten, die dazu angelegt sind, die Bedrohung zu beenden.

Zwei gut bekannte Notfallprogramme sind Flucht und Kampf. Wenn diese zum Erfolg führen und die Bedrohung durch sie endet, können wir mit einer ***Bewältigungserfahrung*** aus der Gefahrensituation gehen.

Wenn beides nicht zum Erfolg führt, wenn also Flucht oder Kampf nicht möglich sind oder nicht zur Auflösung der Bedrohung führen, leitet der Alarm wie schon initial Energie in unser Bindungssystem. Wir rufen um Hilfe, machen uns klein, lösen Fürsorgeimpulse oder vielleicht eine Hemmung des Angriffs aus. Erleben wir dadurch Schutz vor der Gefahr oder eilt uns jemand zu Hilfe, können wir mit einer ***stärkenden Bindungserfahrung*** aus einer Belastungssituation hervorgehen. So wie die kleine Maxima:

Da weder ihr Fluchtversuch noch ihr Strampeln und Beißen die unangenehme Situation mit Luisa beenden können, beginnt Maxima laut zu schreien, ruft nach Hilfe und versucht, die Situation auf diese Weise zu beenden. Ihre Erzieherin löst die Situation auf und Maxima kommt wieder zur Ruhe.

Maxima lernt und übt, die Aktivierung einer Schreck- oder Herausforderungssituation in wichtige verschiedene Strategien zu leiten und so mit der Situation umzugehen. Was sie dabei lernt und auch, wie häufig welche Strategie erfolgreich ist, wird als Erfahrung gespeichert.

Ein wichtiger Aspekt, den wir auch bei unserem eher harmlosen Beispiel nicht aus den Augen verlieren dürfen, ist der folgende: Die Notfallprogramme stehen bei Bedrohung unmittelbar zu Verfügung und laufen ab, ohne dass wir uns bewusst für eine bestimmte Strategie entscheiden. Unsere kleine Maxima muss nicht darüber nachdenken, was sie als nächstes tut.

Traumatischer Stress kann nicht durch Notfallprogramme beendet werde

Die Grenze zum traumatischen Stress wird überschritten, wenn Kinder etwas erleben, mit ansehen oder von etwas erfahren, das so bedrohlich ist, dass ihr körperliches oder seelisches Überleben in Gefahr ist – und wenn die Notfallprogramme der Psyche, die blitzschnell Flucht-, Kampf- oder Bindungsimpulse zur Verfügung stellen, diese Bedrohung nicht beenden können.

Hier einige Beispiele für eine derartig überwältigende Bedrohung:

Das Auto kommt immer näher, während der 16-Jährige nach seinem Fahrradsturz vergeblich versucht, mit gebrochenem Bein wieder aufzustehen. Er weiß nicht, dass der Fahrer ihn bereits gesehen hat, empfindet Todesangst.

Einige ältere Jungen bedrohen eine Elfjährige auf dem Schulweg mit einer täuschend echten Spielzeugpistole, urinieren auf ihre Schulsachen, treten und schlagen das Mädchen und nehmen ihr schließlich das Handy ab.

Ein Siebenjähriger kommt noch während seiner Leistenbruchoperation zu Bewusstsein, hört die Stimmen des medizinischen Personals, kann sich aber weder bewegen noch verständlich machen.

Eine Neunjährige kommt nach Hause und findet ihren Vater tot in ihrem Kinderzimmer. Er hat sich an ihrer Turnstange erhängt.

Ein 13-Jähriger und seine Großmutter öffnen die Wohnungstür, als es während des Abendessens klingelt. Die Polizei überbringt die Nachricht, dass seine Mutter und Schwester bei einem Verkehrsunfall ums Leben gekommen sind, sein Vater schwer verletzt ist.

Der Organismus bleibt auf größter Energie »sitzen« – es kommt zum Not-Aus

Wenn wir uns also verdeutlichen, dass Bedrohung immer eine maximale Aktivierung des körperlichen und psychischen Systems zur Folge hat, erahnen wir, was es bedeutet, wenn die Notfallprogramme nicht greifen und damit die immensen, freigesetzten Kräfte nicht genutzt werden können.

- Nicht flüchten zu können, heißt ***Ausgeliefertsein.***
- Nicht kämpfen zu können, heißt ***Hilflosigkeit***.
- Sich in größter Not mit niemandem verbinden zu können, der rettet oder schützt, heißt ***Verlorensein*** und ***schutzlose Preisgabe***.

Ausgeliefert, hilflos und verloren gerät die Psyche in eine unlösbare Spannung zwischen maximalem Druck und größter Handlungsunfähigkeit, die schließlich zum ***Not-Aus*** führt: Von Betroffenen wird dieser Zustand zunächst wie eine hochangespannte Erstarrung wahrgenommen, sie fühlen sich gelähmt vor Schreck!

»Das will ich nie wieder erleben. Ich stand da und konnte mich nicht mal mehr bewegen, geschweige denn etwas tun. Dabei fühlten sich meine Arme und Beine an, als würden sie gleich zerreißen vor lauter Spannung. Da merkt man: Jetzt geht gerade etwas richtig schief!« Leon (13 Jahre), nach dem Unfall seines Vaters

Ein weiterer möglicher Schritt nach dieser ersten Lähmung in Überspannung ist das Umschlagen in eine Unterspannung. Das kann mit minimaler Körperspannung und Taubheit einhergehen oder mit dem Gefühl, losgelöst zu sein, gefühlsmäßig nicht mitzukommen und keinen Zugriff mehr auf die Geschehnisse zu haben.

> »Erst habe ich noch gedacht: Wach auf! Das ist total wichtig gerade! Aber ich konnte gar nicht bei der Sache bleiben. Ich wusste irgendwie noch, dass da gerade das Schlimmste in meinem ganzen Leben passiert, aber ich war komplett abgehängt. Sogar meine Gefühle.« Aurelia (12 Jahre), über das Warten in der Notaufnahme

Ob in der Über- oder in der Unterspannung, ein Not-Aus der Psyche ist immer davon gekennzeichnet, dass keine Handlungsfähigkeit mehr erlebt wird und die Speicherung des Ereignisses im Gehirn verändert abläuft.

Durch das Not-Aus wird ein Traumasteckbrief gespeichert

Um diese veränderte Speicherung zu verstehen, lohnt es sich, zunächst einmal normale Erinnerungen zu betrachten.

Wenn wir etwas ***ohne Not-Aus*** erleben, angenehm oder unangenehm, speichert unser Gehirn viele ***Einzelaspekte*** der Situation, setzt aus ihnen eine ***zusammenhängende Geschichte*** zusammen und speichert diese ***in der Vergangenheit***.

Wenn wir uns erinnern, wird die Erinnerung lebendig. Wir erinnern uns zum Beispiel, wo das Erlebnis stattfand, aber auch, wie wir uns damals gefühlt oder was wir gedacht haben. Wir können davon berichten, wie alt wir in etwa waren, ob die Geschichte im Sommer oder Winter stattfand und vielleicht auch, was direkt davor oder danach geschah.

Eine ***normale Erinnerung*** hat also folgende Eigenschaften. Wir spüren und wissen:

- dass der Inhalt der Geschichte ***tatsächlich passiert*** ist und was er ***mit uns zu tun*** hat.
- dass sie ***»vorbei«*** ist. Sie ist zeitlich in der Vergangenheit eingeordnet, und wir können ***bewusst steuern***, ob wir uns ihr zuwenden oder an etwas anderes denken.

Wenn wir hingegen etwas ***mit Not-Aus*** erleben, erstarrt die Psyche im Moment des Geschehens und das Gehirn speichert keine normale Erinnerung.

Zwar werden auch in der traumatisierenden Situation viele einzelne Situationsaspekte gespeichert, diese werden jedoch nicht zu einer zusammenhängenden Geschichte zusammengesetzt und in der Vergangenheit abgelegt, sondern wie auf einer Stichpunktliste gespeichert. Diesen ***Traumasteckbrief***, der auflistet, was im Moment höchster Bedrohung erlebt wurde, hält die Psyche fortan wie einen ständigen Wahrnehmungsfilter aufrecht und jeder neuen Situation vor. Anhand der gespeicherten Punkte sucht sie nach Ähnlichkeiten und deutet jede Übereinstimmung blitzschnell als Hinweis auf erneute Gefahr.

Die Speicherung als Traumasteckbrief hat also gleich mehrere tiefgreifende Folgen für eine Erinnerung. Wir wissen und spüren unter Umständen ***nicht***:

- dass der Inhalt der Geschichte tatsächlich passiert ist und was er mit uns zu tun hat. Die Erinnerung fühlt sich vielleicht ***unvollständig, unzusammenhängend***, ***irreal*** oder ***fremd*** an.
- dass sie »vorbei« ist. Die fehlende Einordnung in der Vergangenheit und das ständige Absuchen der Gegenwart nach Einzelaspekten des Traumasteckbriefes führen zu einem ***dauerhaften Erleben von Bedrohung***.

Moritz (6 Jahre) hat einen Unfall erlebt. Seine Psyche hat zusammenhanglos Details der Situation abgespeichert: den Geruch von Benzin, das Bild der Ampelanlage, sein Gefühl von Todesangst, das Rufen nach seiner Mama, die ihn nicht erreichen kann, das Quietschen der Bremsen. Aus diesen Aspekten wird der Traumasteckbrief von Moritz.

Der Traumasteckbrief löst immer wieder Trauma-Alarm aus

Schon eine Übereinstimmung oder Ähnlichkeit zwischen einem Punkt auf dem Traumasteckbrief und der Gegenwart, kann dazu führen, dass die aktuelle Situation fälschlich als ebenso bedrohlich eingestuft wird, wie die ursprüngliche Traumasituation und Trauma-Alarm ausgelöst wird.

Dann spielt die Psyche unter Umständen auch zahlreiche weitere Aspekte vom Steckbrief mit in die Gegenwart ein, und diese fühlen sich an, als würden sie gerade erneut geschehen. Dieses ***Wiedererleben*** kann umfassen:

- Trauma-Inhalte wie Bilder oder Sinneseindrücke,
- Gefühle wie Angst, Panik, Hilflosigkeit, Ausgeliefertsein,
- Gedanken über sich oder die Situation,
- Körperempfindungen,
- alle Flucht- und Kampfimpulse, um sich in Sicherheit zu bringen,
- den Bindungsalarm, mit dem Wunsch bzw. Impuls, sich anzuklammern,
- das Not-Aus.

Auf dem Traumasteckbrief von Moritz ist unter anderem das Bild einer Ampelanlage gespeichert. Daher löst Monate später das rote Leuchten einer Ampel an einer harmlosen Kreuzung einen Trauma-Alarm in Moritz aus, der auch weitere Aspekte der Trauma-Situation wie Bilder und Geräusche des Unfalls, Gerüche, aber auch das Gefühl von Bedrohung und Hilflosigkeit aktiviert. Für Moritz ist es so, als würde er die Bedrohung samt Hilflosigkeit in der Gegenwart erneut erleben, und er beginnt, je näher die Kreuzung kommt, immer stärker zu strampeln, weint, rüttelt schließlich schreiend am Türgriff und ist nicht mehr zu beruhigen. Als sein Vater anhält, ihn abschnallt und aus dem Sitz hebt, wirkt Moritz apathisch, hängt schlaff im Arm seines Vaters und hat eine nasse Hose.

Durch einen Trauma-Alarm wird also die traumatisierende Situation in der Gegenwart »hochgeladen«. Das führt dazu, dass er unter Umständen unangemessen, nicht nachvollziehbar oder fehl am Platz wirkt – und das ist er ja auch. Denn das »hochgeladene« Trauma gehört ja tatsächlich in eine andere Zeit. Das zu erkennen, ist ein erster wichtiger Schritt, um zu verstehen, was passiert und angemessen zu handeln (siehe auch »Begegnen Sie Trauma-Alarmen«, Seite 41).

Unabhängig vom jeweiligen Auslöser gilt: Wenn der Abgleich mit dem Traumasteckbrief einen Treffer ergibt und Alarm auslöst, läuft alles ganz automatisch. Die Natur hat es so eingerichtet, dass wir manche Dinge – so schlau wir auch sind – nicht mit unserem klugen Kopf steuern können.

Ein Beispiel: Versuchen Sie einmal, zehn Minuten lang die Luft anzuhalten. Irgendwann wird eine Steuerungsinstanz in Ihnen einen starken Atemimpuls schicken – und Sie werden atmen, ob Sie wollen oder nicht. Denn wenn es ums Überleben geht, gelten andere Regeln als sonst.

Gleiches gilt auch für Trauma-Alarme. Immerhin ist die zugrunde liegende Dynamik aus existenzieller Angst entstanden und entsprechend stark. Daher gelingt beim Trauma-Alarm auch kein Vergleichen, kein Abwägen, Verknüpfen oder Bremsen mehr. Die dafür zuständigen Hirnregionen und Steuerungseinheiten sind momentan außer Kraft gesetzt, die betroffene Person hat zunächst keinerlei Möglichkeit oder gar eine freie Wahl, »etwas anders zu machen«.

Und selbst, wenn die betroffene Person den eigenen Traumasteckbrief irgendwann versteht, muss der Kopf erst noch geduldig wieder umlernen, Alarm nach Alarm meistern, und der Geschichte beibringen, dass sie eine Geschichte ist und in die Vergangenheit gehört.

Dass ähnliche Bilder, Orte oder Tätigkeiten einen Alarm auslösen können, leuchtet vielen Menschen sofort ein. Das ist etwas, das wir auch aus unserem eigenen Erleben jenseits von Traumata einigermaßen mühelos ableiten können. So wirkt Moritz Verhalten, insbesondere mit dem Wissen um den Traumasteckbrief, belastend und berührend, zugleich aber verständlich. Der Zusammenhang erschließt sich problemlos.

Manch andere Zusammenhänge und damit auch die Verbindung mit dem Traumasteckbrief liegen unter Umständen nicht so klar auf der Hand.

Denn auch weniger offensichtliche Ebenen, wie etwa die mit dem Trauma verbundenen Gefühle oder Körpererinnerungen, können zum Auslöser werden. Zum Beispiel können nach dem Erleben eines traumatischen Todesfalls im Umfeld bei einem Kind anschließend schon einfache Abschiedsgefühle einen Treffer auf dem Traumasteckbrief bedeuten und einen entsprechenden Trauma-Alarm auslösen. Dann fühlt und reagiert das Kind wie in der traumatisierenden Situation, selbst wenn Mama nur zur Arbeit geht oder die Großeltern einfach wie geplant nach dem gemeinsamen Wochenende abreisen.

Bei anderen Kindern, etwa nach Gewalt oder einer Traumatisierung durch sehr ängstigende und schmerzhafte medizinische Eingriffe, kann zum Beispiel das Gefühl, festgehalten zu werden oder sich nicht frei bewegen zu dürfen, zu einem Trauma-Alarm führen.

Moritz ist beim Fußballtraining. Er rennt hinter dem Ball her, und sein Herz schlägt schnell. Plötzlich bekommt er Panik und stürmt kopflos vom Platz. Das Körpergefühl des beschleunigten Pulses hat einen Trauma-Alarm ausgelöst und die beim Unfall erlebte Angst und Fluchtimpulse wieder in die Gegenwart gespült.

Trauma-Alarme führen zu Vermeidung

Wenn die ganze Welt voller Bedrohungshinweise ist und ständig Trauma-Alarm droht, wird eine kluge Psyche anfangen, so gut es geht auszuweichen. Das ist eine zunächst einmal lebenserhaltende und damit sinnvolle Strategie nach dem Motto: »Erkenne die Gefahr und meide sie«.

Problematisch dabei ist, dass sich das Ausweichen quasi selbst bestätigt und somit eine ungünstige Entwicklung anstößt, die mit der Zeit mehr und mehr Raum einnehmen kann. Denn die Psyche verinnerlicht sozusagen: »Ich bin ausgewichen, und es ist nichts Schlimmes passiert. Ausweichen funktioniert!« Wenn das gelernt ist, werden mit der Zeit unter Umständen immer mehr und immer kleinere Reize als gefährlich eingestuft. Denn was gut funktioniert und (scheinbar) das Überleben sichert, wendet unsere Psyche weiter an.

Moritz findet immer neue Gründe, warum die Familie noch nicht ins Auto einsteigen und losfahren kann. Erst hat er etwas vergessen, dann muss er der Mama noch etwas zeigen, dann hat er keine Lust mehr, ins Kindertheater zu fahren, klagt über Bauchweh. Als seine Eltern weitere Ablenkmanöver unterbinden, weigert er sich schließlich schlichtweg, ins Auto einzusteigen. Moritz weint, lässt sich auf den Boden sinken, beißt seinen Vater in die Hand, als dieser ihn hochheben will, und schlägt laut schreiend und weinend um sich. Nicht lange darauf wehrt er sich zum ersten Mal auch dagegen, in den Bus zum Kindergarten einzusteigen und will an der Fußgängerampel nicht mehr über die Straße gehen.

Vermeidung kann ganz unterschiedliche Dinge betreffen, wie zum Beispiel Gedanken, Gefühle, Aktivitäten, Gespräche, Themen, Menschen, Situationen, Tätigkeiten oder Orte. Die Vermeidungsstrategien der Psyche sind dabei vielfältig:

- Auslöser werden angestrengt ausgeklammert und dürfen auf keinen Fall vorkommen. Es entsteht so eine Art angespannte »Als-ob-Normalität«, die Hinweisreize mit oder auch ohne sinnhafte Begründungen umgeht – und auf Druck mit heftigem Gegendruck reagiert.
- Auslösern wird ausgewichen, indem das Thema gewechselt, ein anderes vorgeschoben oder aber ein »Störfeuer« gezündet wird, zum Beispiel, indem das Kind einen Streit vom Zaun bricht, über Schmerzen klagt oder sich wehtut.
- Auslöser werden innerlich vermieden, indem eine Entfremdung von der eigenen Geschichte stattfindet. Dieser Auslöser und alles, was mit dem Trauma zu tun hat, wirkt wie abgetrennt, so als ob es in keiner echten Verbindung zum Kind oder Jugendlichen steht.
- Auslöser werden auf Abstand gehalten, indem der Kopf immer wieder einmal völlig abschaltet. Das Kind wirkt dann wie ferngesteuert, in einer eigenen abgeschotteten Blase, gar nicht mit dem Hier und Jetzt verbunden.

»Ich habe meiner Kinderärztin dann erzählt, was passiert ist. Irgendwann habe ich gemerkt, dass sie mit den Tränen kämpft. ›Warum heult die denn?‹, habe ich gedacht. Ich selbst habe damals gar nichts gefühlt beim Erzählen.« Joanna (15 Jahre), deren Bruder neben ihr bei einem schweren Unfall verstarb

Die Psyche bleibt angespannt und nachhaltig erschüttert

Die ständige Wiederholung von Trauma-Inhalten durch die Trauma-Alarme und der gleichzeitige Versuch, diese Wiederholung zu vermeiden, bringen die Psyche in eine Daueranspannung, in der sie das Ereignis nicht loslassen, aber auch nicht mit ihm zur Ruhe kommen kann. Überall nach dem suchen zu müssen, was gleichzeitig unbedingt vermieden werden muss, verändert grundlegend das Erleben der Gegenwart, den Blick auf die gesamte Welt und auch auf sich selbst. Die Welt fühlt sich gefährlich und nicht mehr wie ein sicherer Ort an. Unversehrt zu bleiben ist nicht mehr selbstverständlich, und auch bei größter Anstrengung könnte jederzeit wieder etwas geschehen.

In Kenntnis dieser Dynamik wird deutlich – und das ist ein wichtiger Unterschied zwischen einer Traumatisierung und einer Krise –, was bei einem Trauma passiert: Die Informationsverarbeitung nimmt aus Not einen anderen Weg. Die drohende Auslöschung stößt eine Kette von Phänomenen an, die tiefgreifende und lebensverändernde Folgen haben können, die nicht dem Willen unterworfen sind und nicht mit einem Ereignis enden.

Auf einen Blick

1. Die Psyche verfügt über Notfallprogramme, um bedrohliche Situationen zu überleben.
2. Ein Alarm durch traumatischen Stress kann nicht durch die Nutzung der Notfallprogramme beendet werden.
3. Der Organismus bleibt massiv alarmiert auf größter Energie sitzen. Eine unlösbare Spannung zwischen maximalem Handlungsdruck und größter Handlungsunfähigkeit entsteht – es kommt zum »Not-Aus«.
4. Die Psyche speichert durch das Not-Aus keine normale Erinnerung, sondern einen fortan aktiven »Traumasteckbrief«.
5. Die auf dem Traumasteckbrief gespeicherten Hinweise wirken wie Auslöser. Diese führen bei einer Übereinstimmung mit der Gegenwart zu Trauma-Alarmen, die nicht willentlich steuerbar sind. Alte Trauma-Inhalte drängen ins Hier und Jetzt.
6. Das Erleben der Trauma-Alarme führt zur Vermeidung der auf dem Steckbrief gespeicherten Hinweise.
7. Die Psyche bleibt in ihrer Erschütterung dauerhaft angespannt auf das Thema »Gefahr« ausgerichtet und fühlt sich fortwährend bedroht.

1.2. Einmal Trauma, immer Trauma – oder wird das wieder gut?

In Situationen, die einen Alarm der »Sturmglocke« auslösen, kommen alle Menschen irgendwann in ihrem Leben. Etwas alarmiert so sehr, dass überwältigende Impulse, sich zu entziehen, sich zu widersetzen oder Verstärkung zu suchen, ausgelöst werden und blitzschnell Handlungsabfolgen anstoßen. Ausweglose Belastungssituationen, die darüber hinaus ein Not-Aus zur Folge haben, sind zwar seltener, aber auch nicht die absolute Ausnahme. Eine starke Bedrohungssituation kann nicht durch Notfallprogramme aufgelöst werden, höchste Aktivierung wird dann bei gleichzeitiger Hilflosigkeit und Handlungsunfähigkeit erlebt.

Kinder sind aufgrund ihres Alters noch bedrohter als Erwachsene, im Sturm verloren zu gehen. Denn je jünger sie sind, desto schneller kommt ihre Psyche an die Grenze wirksamer Flucht- und Kampfimpulse. Wenn dann auch Schutzgebende – so sehr diese es auch gewollt hätten – sie nicht vor dem Geschehen bewahren konnten, sind alle Aspekte einer Erfahrung erfüllt, die traumatisieren kann.

Nun könnte der Eindruck entstehen, dass uns manche Ereignisse ohne Wenn und Aber unweigerlich krank machen müssen. Das wäre ein hoffnungsraubender Blick auf ein komplexes Thema, und glücklicherweise ist er nicht zutreffend.

Denn neben dem Ereignis selbst entscheidet auch immer ***das Vorher*** und ***das Nachher*** darüber, wie gut kleine und große Menschen mit einem erschütternden Ereignis – mit einem Not-Aus der Psyche – klarkommen.

Vorher – die vorhandene Basis

Entscheidend für die Bewältigungsfähigkeit neben dem eigentlichen Ereignis ist zunächst die Basis, die ein Kind mitbringt. Hierbei spielen viele Faktoren eine Rolle, die sich als Schutz- oder Risikofaktoren auswirken können.

Zum einen gehört zu dieser Basis, was ein Kind ***persönlich*** mitbringt: wie seine körperliche und psychische Gesundheit beschaffen ist, sein Temperament, was es über sich und die eigene Handlungsfähigkeit und seine Möglichkeit, sich auszuwirken, gelernt hat – und auch seine bereits erworbenen Fähigkeiten, mit großen Gefühlen umzugehen.

Auch ***familiäre Aspekte*** wie das Vorhandensein stabiler Bezugs- oder Schutzpersonen und ob diese bislang ein Erleben von Verbindung und Orientierung ermöglichen konnten, ebenso wie persönliche Merkmale der Erziehungspersonen und die Qualität der Bindung zu diesen ebenso wie zu Geschwistern, nehmen Einfluss auf die Stabilität des Bodens, auf den ein Ereignis trifft.

Einen dritten großen Anteil an der Basis des Kindes hat das Erleben von ***Eingebundensein*** über den Rahmen der Familie hinaus. Welche Beziehungsvorbilder erlebt ein Kind? Wie sicher, gehalten und gefördert fühlt es sich in weiteren wichtigen Lebenssystemen, wie zum Beispiel dem Kindergarten oder der Schule? Was hat es dort über sich selbst, die Welt und seinen eigenen Platz in ihr gelernt – und gibt es ein grundsätzliches Verständnis von Unterstützung und deren Verfügbarkeit?

Währenddessen – das Ereignis selbst

Eine traumatisierende Situation, die nicht nur belastend, sondern ausweglos ist und einen so massiven Alarm auslöst, dass dieser nicht durch die normalen Notfallprogramme beendet werden kann, führt zu einem Not-Aus und der Speicherung eines Traumasteckbriefes statt einer normalen Erinnerung. Objektive Faktoren wie zum Beispiel die Schwere erlittener Verletzungen, die Verursachung des Traumas durch vertraute Menschen oder die Dauer der traumatisierenden Situation, aber vor allem subjektive Faktoren wie erlebte Todesangst und das persönliche Ausmaß der empfundenen Erschütterung nehmen Einfluss auf die Wirktiefe, die ein traumatisierendes Ereignis erreicht.

Nachher – die Folgezeit

Selbst wenn wir die Basis und das Ereignis gemeinsam betrachten, haben wir noch nicht alles im Blick, das die Verarbeitung mitbestimmen wird. Denn zusätzlich wirkt sich auch immer das, ***was dem eigentlichen Ereignis folgt*** – Schutz und Beruhigung, aber auch zusätzliche Belastung – darauf aus, wie ein Kind ein Ereignis verarbeitet.

Die Stärke der erlebten ***Belastungssymptome*** spielt dabei natürlich eine Rolle. Dabei macht es einen Unterschied, ob Kinder diese lediglich als belastend empfinden – oder gleichzeitig als ängstigend erleben. Je weniger sich Kinder und Jugendliche erklären können, was da in ihrem Kopf passiert, desto mehr Angst und zusätzlichen Stress erzeugen die Symptome. Daher sind ***orientierungsgebende und unterstützende Bezugspersonen,*** die Erklärungen geben, Handlungsmöglichkeiten eröffnen und Beistand anbieten zentral für den Verarbeitungsweg. Hinzu kommt die Frage, ob das Kind und sein Umfeld förderliche oder eher weniger förderliche ***Bewältigungsstrategien*** nutzen, um mit dem Ereignis und entstandenen Belastungsanzeichen umzugehen, und ob aus dem Ereignis ***weitere Belastungen*** entstehen, wie beispielsweise ein Wohnortwechsel, Verlust des Freundeskreises oder vertrauten Umfeldes.

Um es mit einem sehr einfachen Bild zu verdeutlichen:

> Manchmal werden wir während eines Gewitters klatschnass und doch nicht krank, es braucht nur trockene Sachen und ein warmes Getränk und alles ist wieder gut. Manchmal bekommen wir eine Erkältung, müssen ein paar Tage das Bett hüten und danach geht es uns wieder gut. Manchmal werden wir schwer krank, bekommen eine Lungenentzündung und brauchen viel Zeit und Unterstützung, um wieder auf die Füße zu kommen.

Ebenso individuell verläuft der Prozess nach traumatischen Ereignissen: Manchen Kindern gelingt nach einer ersten Belastungssymptomatik bald der Schritt in die Verarbeitung und Erholung. Bei anderen bleibt der Traumasteckbrief aktiv, die andauernden Trauma-Alarme und die entstehende Vermeidung erzeugen auch noch lange nach dem Ereignis leidvolle Symptome und Belastung.

Von der Vielfalt der Einflussmöglichkeiten auf die Verarbeitung zu wissen, kann und soll Mut machen. Denn in ihr steckt eine große Chance: Natürlich können wir Vergangenes nicht ungeschehen machen. Aber wenn Kinder erleben, dass die Großen in ihrem Umfeld auch nach einem Trauma noch sicher und verlässlich bleiben und lernen, mit dem Ereignis und seinen Spuren umzugehen, dass sie den Schmerz steuern können, statt hilflos überflutet zu werden, können diese Kinder einen Weg aus dem Sturm finden. Mit all dem, was sie schon mitbringen und all dem, was sie und wir neu hinzulernen – vielleicht sogar erst durch eine schwere Krise.

2. Sturmschäden und Seerettung – Traumasymptome und geeignete Hilfe

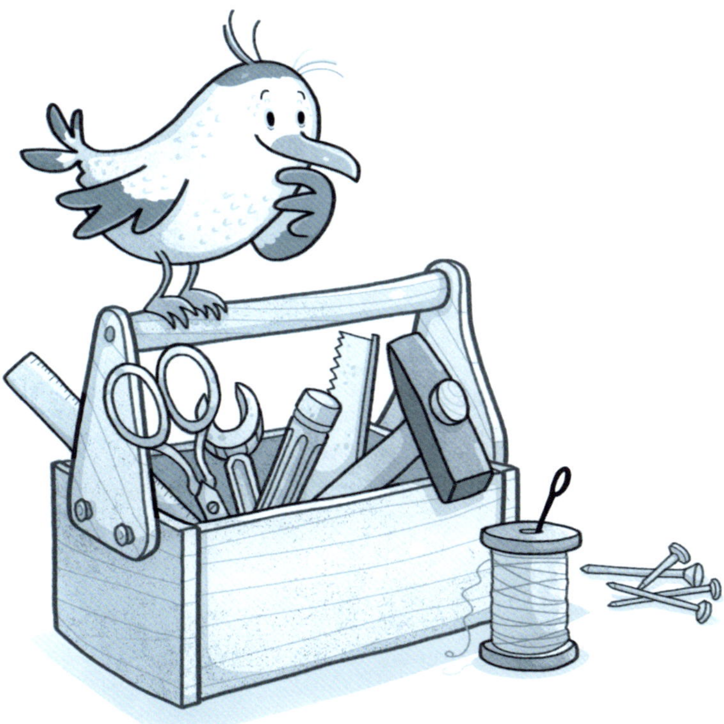

Der Sturm ist vorbei, doch im Seefahrerkind tobt es weiter. Wieder und wieder spürt es den Schrecken, erlebt es die Angst. An Schlaf ist nicht zu denken, ein Auge immer geöffnet, beobachtet es ängstlich den Horizont. Jedes harmlose Wölkchen lässt es hochfahren, jeder zarte Windhauch verursacht verzweifelte Ausweichmanöver. Was kann helfen? Wer weiß Rat?

2.1. Grundsätzliche Tipps nach einem Sturm

Auf den folgenden Seiten wollen wir uns anschauen, in welchen vier Bereichen sich Traumafolgen zeigen:

- ***Wiedererleben*** von Traumainhalten und Trauma-Alarme,
- ***Vermeidung*** von Hinweisreizen,
- ***Daueranspannung*** mit ständigem Erleben möglicher Bedrohung,
- ***Erschütterung.***

Wenn Sie als Bezugsperson diese Bereiche und die entsprechenden Symptome kennen, können Sie Ihr Kind wirkungsvoll unterstützen und begleiten.

Sie sind sehr wichtig in diesem Prozess, denn viele Kinder erleben allein schon dadurch eine deutliche Erleichterung, dass ihre Bezugspersonen Symptome besser verstehen und anders auf sie reagieren.

In diesem Kapitel werden zunächst einige grundsätzlich sinnvolle Punkte ausgeführt, die es Ihnen ermöglichen sollen, einen traumasensiblen Blick und dementsprechendes Verhalten zu entwickeln. Auch auf den Umgang mit den als Traumafolge typischen und einzigartigen Trauma-Alarmen wird aufgrund der hohen Relevanz bereits in diesem ersten Teil detailliert eingegangen.

Daran anschließend werden in Kapitel 2.2, ab Seite 54 in Altersgruppen eingeteilte Traumasymptome aus den vier Bereichen beschrieben und jeweils mit konkreten Vorschlägen zum praktischen Umgang verbunden.

Behalten Sie den Stresspegel im Auge

Wie in Kapitel 1.1 erklärt, liegt die Wurzel einer Traumatisierung in einer massiven Überdosis Stress, die nicht abgebaut werden kann und in der Folgezeit weiterwirkt. Plakativ gesagt, bestehen Trauma und Traumasymptome also aus Stress. Das Erleben der Symptome erzeugt ebenfalls Stress und so füttert sich der Stresskreislauf selbst, hält sich aufrecht und verfestigt sich im ungünstigsten Fall immer weiter.

Sowohl der Traumasteckbrief als auch die entstehende Vermeidung kosten ständig Kraft. Deshalb kann es sehr gut sein, dass Kinder und Jugendliche nach einer Traumatisierung einen sehr viel kürzeren Geduldsfaden, weniger Kraftreserven und grundsätzlich ein ungewohnt »dünnes Fell« haben. Häufig ist dann ein Auslöser in einer bestimmten Situation nicht mehr als eben das: ein Auslöser. Im Vorfeld haben sich schon viele kleine Schritte summiert und dann zusammengenommen dazu geführt, dass es zu viel wurde. Daher ist es sehr sinnvoll, gut auf den traumabedingten, aber auch auf den allgemeinen Stresspegel zu achten, um das ohnehin schon massiv belastete System nicht immer wieder zu überfordern.

Installieren Sie in Ihrer Wahrnehmung einen Gradmesser: Versuchen Sie, im Auge zu behalten, wie viel Kraft dem betroffenen Kind momentan noch zur Verfügung steht. Planen Sie die Tage sorgfältig, sehr viel bewusster als sonst – und mit mehr Bereitschaft, von einem einmal gemachten Plan auch wieder abzurücken. Besprechen Sie mit Ihrem Kind, warum es in dieser Zeit besonders wichtig ist, auf die eigene Kraft zu achten. Überlegen Sie gemeinsam ganz konkret, was am kommenden Tag oder in der kommenden Woche Kraft kostet und unbedingt auch, wie die Kraftreserven wieder aufgefüllt werden können.

Faktoren, die meist viel Kraft kosten und die zur Verfügung stehende Energie reduzieren, sind unter anderem:

- Schlafmangel und Müdigkeit
- körperliches Unwohlsein oder Hunger
- angespannte Stimmung in der Interaktion mit anderen Menschen
- Auftreten von Hinweisreizen
- große Gefühle (auch Aufregung, Freude oder Überraschung)
- sehr viele Termine oder Anforderungen ohne ausreichende Pausen.

Natürlich können Sie nicht all diese Faktoren ständig vermeiden und das wäre auch gar nicht sinnvoll. Es geht auch vielmehr darum, einen realistischen Blick auf die vorhandene Kraft und all das, wofür sie ausreichen muss, zu bewahren. Damit Sie sinnvoll planen können und dem Stresssystem eine Chance zur Erholung und Stabilisierung geben.

»Ich habe noch nie in meinem Leben einen Termin bei unserem Kieferorthopäden so sehr bereut wie diesen. Emmy war schon müde aus der Schule gekommen und alles andere als fit. Es war nur ein Kontrolltermin, aber wir warten immer so lange auf einen neuen Termin dort. Also habe ich sie hingeschleppt. Was dann losbrach, war die reinste Hölle!« Clarissa, Mutter von Emmy (6 Jahre), nach dem plötzlichen Herztod ihres Großvaters

Erklären Sie, was passiert

Nachvollziehbare Erklärungen können dazu beitragen, dass Themen weniger Angst machen und der eigene Umgang mit ihnen sicherer wird. Allein die Tatsache, etwas einordnen, begreifen und vorhersagen zu können, bewirkt oft, dass wir uns ruhiger und weniger ausgeliefert fühlen.

Natürlich geht es Kindern und Jugendlichen ganz genauso: Erklärungen zu erhalten für das, was sie an sich erleben, und zu verstehen, dass die Symptome zwar unangenehm und ängstigend, gleichzeitig aber erklärbar sind, ermöglicht bereits eine erste Beruhigung.

Bitte finden Sie für erklärende Gespräche einen ruhigen Moment, in dem der Kopf auch tatsächlich aufnehmen kann, worum es geht. Wenn gerade ein Trauma-Alarm dazu führt, dass Ihr Kind die Gegenwart mit der Vergangenheit verwechselt, ist das nicht der richtige Zeitpunkt für Erklärungen.

Wenn Sie sich entscheiden, Ihrem Kind eine Erklärung zum Thema Trauma anzubieten, achten Sie darauf, dass Ihre Art der Vermittlung möglichst wenig emotional ist. Weder eine Bagatellisierung noch eine übermäßige Betonung der emotionalen Bedeutung des Themas ist in diesen erklärenden Momenten hilfreich. Sie machen es sonst Ihrem Kind schwer, klar und wach einen neuen Bezug zu finden.

Wie Sie Ihrem Kind Trauma und seine Folgen erklären können

»Wenn wir etwas so Erschreckendes oder Gefährliches erleben, dass es in diesem Moment keine Lösung gibt, macht unser Kopf einen Trick: Er speichert keine normale Erinnerung, sondern eine Liste mit Punkten aus der erschreckenden Situation, die uns zukünftig warnen soll.«

Vielleicht fällt Ihnen ein Beispiel ein, um das Prinzip deutlich zu machen. Erzählen Sie etwa:

»Wenn ich bei einem Ausflug an den See barfuß in ein rotes Gummiboot steige und in eine Wespe trete, die mich kräftig in den Fuß sticht, wird mein Kopf eine kleine Warnliste anlegen. Beim nächsten Mal, wenn ich ein rotes Gummiboot sehe, wird mein Kopf eine Wespenwarnung aussprechen. Ich werde dann vielleicht nervös und vorsichtig und passe besonders gut auf, wo ich hintrete, selbst wenn diesmal gar keine Wespe dort ist. Wenn das Ereignis noch viel erschreckender ist als ein Wespenstich, speichert der Kopf mehr Punkte, die viel heftiger wirken auf seiner Warnliste, damit uns so etwas nie wieder passiert.

So kann es sein, dass der Kopf Alarm schlägt, wenn er heute etwas sieht, hört, fühlt, riecht oder wiedererkennt, das auf der Warnliste gespeichert ist. Dann fühlt sich die Situation wieder total gefährlich an, auch wenn sie das gerade eigentlich gar nicht ist.«

An dieser Stelle können Sie vielleicht mit Ihrem Kind oder Jugendlichen eine Situation reflektieren und gemeinsam überlegen, welche Punkte der Warnliste dort aktiviert wurden. Bleiben Sie dabei klar und überlegen Sie mit Ihrem Kind aus einer eher distanziert beobachtenden Position, damit der Kopf nicht in die alte Geschichte rutscht.

»Wenn ein Punkt der Warnliste aktiviert wurde, können unter Umständen auch andere Teile der alten Situation wieder in die Gegenwart rutschen. Dann kann es sein, dass die Gefühle aus der alten Situation (panisch, wütend, ängstlich, ausgeliefert ...), die Gedanken (Oh nein!, bitte nicht, jetzt ist alles vorbei ...), die Handlungen (weglaufen, sich wehren, sich an einer Bezugsperson festklammern) oder das Körpergefühl (angespannt, gelähmt, schlapp, Kopf neblig oder leer) von damals wieder auftauchen, selbst wenn es gerade überhaupt nicht gefährlich ist.

Der Kopf passt also ständig auf und schlägt Alarm, wenn er einen Punkt von der Warnliste erkennt. Außerdem versucht er wahrscheinlich zusätzlich allen Punkten auf der Warnliste aus dem Weg zu gehen, selbst wenn diese in der Gegenwart eigentlich gar nicht gefährlich sind.

Das ist sehr, sehr anstrengend. Für den Kopf, das Herz und den Körper. Das Ziel ist es – und das braucht manchmal ein bisschen Zeit, Geduld, Durchhalten und Hilfe –, im Nachhinein das, was passiert ist, als normale Erinnerung statt als Warnliste zu speichern, damit es nicht mehr in der Gegenwart herumspukt.«

Respektieren Sie Abwehr

Vielleicht haben Sie das Gefühl, Ihr Kind sollte mehr über das Erlebte oder seine Gefühle sprechen. Die Angst vor »Verdrängung« und einem später daraus entstehenden Schaden ist weit verbreitet. Doch viele Kinder empfinden ein frühes Sprechen über das Erlebte als zusätzliche Belastung oder die Konfrontation mit den eigenen Gefühlen als erneutes Erleben von Hilflosigkeit, von Ausgeliefertsein.

Übergehen Sie keine Abwehrsignale Ihres Kindes, das steigert den Stress im Körper-Psyche-System und trägt damit nicht zu Beruhigung und möglicher Verarbeitung bei. Dabei ist es wichtig zu beachten, dass Abwehr sich nicht immer so zeigt, dass ein Kind sagt, dass es über etwas nicht sprechen möchte. Vielleicht lenkt Ihr Kind oder Jugendlicher auch ab, fängt an herumzualbern oder zeigt eine für Sie unverständliche oder sogar unangebrachte Reaktion. Manche Kinder fangen Streit an – oder ihnen fällt plötzlich etwas viel Wichtigeres ein. Manche Kinder sprechen vom Geschehenen auch in einer Art, die verwirrend sein kann: entweder ohne erkennbare Gefühle oder sogar abwertend oder in einer Art, als würden sie eine lustige oder alberne Geschichte erzählen, die nichts mit ihnen zu tun hat. Die Psyche schützt sich in diesen Fällen durch einen großen Abstand zu Gefühlen, die vielleicht (noch) gar nicht aushaltbar sind (siehe »Altersspezifische Traumasymptome erkennen und helfen«, ab Seite 54). Bevor Sie streng oder mit Druck reagieren, fragen Sie sich also kurz, ob Ihr Kind vielleicht gerade versucht, das Thema zu begrenzen.

Markieren Sie kurz, was Sie wahrnehmen, beispielsweise mit einer Frage wie: »Kann es sein, dass dein Kopf davon jetzt gar nichts hören mag?« Dann lassen Sie das Thema für den Moment ruhen. Ihr Kind lernt so, dass Sie achtsam sind und nicht einfach über seine Grenzen gehen. Bitte schimpfen Sie nicht mit Ihrem Kind, auch wenn Ihnen eine Gefühlslage oder -äußerung unpassend erscheint. Drängen Sie auch nicht darauf, den »wahren Gefühlen auf den Grund« zu gehen. Manchmal kann es sich auch lohnen zu reflektieren, ob in Ihrem eigenen Verhalten zumindest ein Teil des Grundes dafür steckt, dass ein betroffenes Kind nicht über das Erlebte sprechen möchte.

Ermutigen Sie Ihr Kind frei zu wählen, wer als Stütze, Hilfe oder Vertrauensperson in Frage kommen könnte, und machen Sie deutlich, dass Sie nur eine der möglichen Optionen darstellen, siehe auch Kapitel 4.3. (»Traumatisierte

Jugendliche – Verbindung und Orientierung altersgerecht anpassen«, ab Seite 112) und Kapitel 2.2. (»Traumatischer Stress bei Jugendlichen«, ab Seite 74).

Begegnen Sie Trauma-Alarmen

Wenn eine Übereinstimmung zwischen Traumasteckbrief und Gegenwart einen Trauma-Alarm auslöst, werden Eindrücke, Erleben und Handlungsimpulse aus der Traumasituation in die Gegenwart »gespült«. Um mit Trauma-Alarmen umzugehen, ist es zentral, diese zunächst erkennen zu lernen.

Trauma-Alarme erkennen

Zwei zuverlässige Hinweise, die anzeigen, dass Trauma-Alarm ausgelöst wurde, sind:

- ***»Es ist mehr da, als eigentlich in die Gegenwart gehört.«***
  Der Trauma-Alarm lädt alte Trauma-Inhalte in die Gegenwart, und Sie bemerken, dass Ihr Kind plötzlich auf etwas reagiert, das in der Gegenwart eigentlich gar nicht da ist, also wie »in einem anderen Film« wirkt. Vielleicht weint es plötzlich und heftig, oder Sie beobachten große körperliche Aufregung. Unter Umständen entdecken Sie aber auch Hinweise auf ablaufende Notfallprogramme, und Ihr Kind versucht, kopflos aus der Situation zu fliehen, sich aggressiv zu wehren. Oder es kommt zu heftigen Gefühlsausbrüchen, vielleicht mit verbalen, vielleicht sogar mit körperlichen Abreaktionen oder verzweifeltem Anklammern.
- ***»Es ist weniger da, als eigentlich in die Gegenwart gehört.«***
  Der Trauma-Alarm hat zu einem erneuten Not-Aus geführt. Sie spüren, dass die Verbindung zwischen Ihrem Kind und der Gegenwart instabiler wird und vermissen Reaktionen, Gefühle, Gedanken oder Handlungen, die Sie in der aktuellen Situation nachvollziehen könnten. Vielleicht mit bekanntem – vielleicht aber auch ohne momentan erkennbarem Auslöser – reagieren Kinder nur verzögert oder gar nicht auf Ansprache, wirken schlagartig wie eingefroren oder muten wie ferngesteuert oder betäubt an. Manche Kinder erzählen im Nachhinein, dass sich ihr Körper, ihre Gedanken und Gefühle oder aber die Umwelt wie losgelöst, fremd, verzerrt oder wie in einem Traum und unwirklich angefühlt hat.

In welcher dieser beiden Formen sich der Trauma-Alarm auch zeigt, eins haben beide gemein: Sie nehmen wahrscheinlich intensive Anspannung, Überforderung oder Angst bei Ihrem Kind wahr und normale Ablenkung, vernünftige Argumentation, Trost oder Nachfragen zeigen nicht die gewohnte oder gar keine Wirkung. Das Kind wirkt in seinem Erleben gefangen und schwer erreichbar.

Vertrauen Sie Ihrem Instinkt, wenn Sie das Gefühl haben, ***hier passiert gerade etwas, das irgendwie nicht hierhergehört*** oder: ***Die Verbindung wackelt: Da lässt ein Not-Aus gerade die Gegenwart verschwinden.***

Fragen Sie sich dann unbedingt zuerst: »Sind wir gerade an einen Auslöser gekommen? Ist das hier ein Trauma-Alarm?«

Mit Trauma-Alarmen umgehen

Vergegenwärtigen Sie sich unbedingt, dass bei einem Trauma-Alarm alle Handlungen Ihres Kindes, seine Äußerungen, Gedanken und Gefühle eigentlich in eine andere Zeit gehören. Sie sind auf den Moment des Traumas bezogen und nicht auf die aktuelle Situation. Deshalb geht es auch gerade nicht darum, zu erziehen, zu kämpfen oder zu erklären, sondern einzig und allein darum, die Füße Ihres Kindes wieder in der Gegenwart auf den Boden zu bekommen.

Das Verhalten Ihres Kindes wirkt vielleicht zielgerichtet, und besonders bei aggressivem Verhalten beziehen Sie es womöglich auf sich. Nehmen Sie sich selbst in Gedanken fest an die Hand und versuchen Sie im Kopf zu behalten, dass gerade ein Trauma-Alarm abläuft.

»Ich hatte die letzten fünf Nächte kaum geschlafen, weil Yannis, zwischen Angst und Albträumen hin- und hergeworfen, meine Hilfe brauchte. Ich ging weit, weit, weit über meine eigenen Grenzen, um für ihn da zu sein. Dann wollte er partout nicht, dass ich in die Arbeit fahre, und ich war ohnehin schon spät dran für einen schlecht vorbereiteten, aber sehr wichtigen Termin. Er verlor immer mehr die Fassung und schrie mich dann an: ›Du bist das Letzte als Vater! Immer lässt du mich im Stich!‹ Da habe ich rotgesehen.« Jens, Vater von Yannis (13 Jahre), nach einem Autounfall der Familie, bei der Yannis Mutter und Schwester schwer verletzt wurden.

Trauma-Alarme können sich durchaus gegen diejenigen entladen, die gerade anwesend sind. Das kann zum einen daran liegen, dass die Spannung einfach unerträglich hoch ist und sich einen Weg sucht. Zum anderen kann das Trauma aber auch so aktiv in die Gegenwart treten, dass andere Menschen unter Umständen ebenfalls in einer »Trauma-Rolle« wahrgenommen werden. Entweder als im Stich lassend, nicht rettend oder Fluchtbemühungen verhindernd – oder als die einzig anwesende Person, gegen die sich verbale oder körperliche Kampfimpulse, die aus dem Trauma mit hochgespült werden, gerade richten können.

Es hilft, wenn Sie als Gegenüber klar und spürbar bleiben, ohne weitere Gefühle in die Situation zu geben. Denken Sie daran: Der Trauma-Alarm besteht bereits aus zu vielen heftigen Gefühlen. Diese sollten nicht noch verstärkt werden. Das heißt, dass dies nicht der richtige Moment zum Schimpfen ist, aber auch nicht der geeignete Augenblick zum Trösten. Ziel ist Orientierung und Zurückfinden ins Hier und Jetzt, hinaus aus der »Traumaschleife«, die der Kopf gerade ins System spielt.

Je öfter die Psyche einen bestimmten Weg schon gegangen ist, desto kleiner ist der Schritt, diesen Weg wieder und wieder zu gehen. Das gilt auch für das Auslösen und Einspielen von Trauma-Alarmen. Deshalb ist es von großer Bedeutung, dass Sie durch Ihr Verstehen, Erklären und Verhalten einen neuen Weg einschlagen. Nur so kann die Psyche Ihres Kindes etwas anderes als die immer gleichen unfreiwilligen Alarmzustände üben.

- Versuchen Sie, Ihre Klarheit über das, was gerade passiert, zu behalten, und nehmen Sie das eigene Herz »fest in beide Hände«. Der Trauma-Alarm wird vorbeigehen – und Sie und Ihr Kind können als Team nach und nach lernen, besser und schneller wieder in die Gegenwart zu finden.
- Sprechen Sie ruhig, klar und eher direktiv, möglichst ohne selbst aggressiv oder verängstigt zu klingen. Wählen Sie kurze Sätze. Im Kopf Ihres Kindes laufen gerade mindestens zwei Filme parallel. Wenn Sie nicht klar und verständlich sind, wird Ihre Stimme in der Wucht der alten Geschichte untergehen.
- Benennen Sie, was Sie beobachten, und sagen Sie zum Beispiel: »Ich habe das Gefühl, bei Dir ist gerade richtig Alarm.« Machen Sie sich klar, dass Ihr Kind gerade auf die vergangene Trauma-Situation reagiert, und nicht

auf das, was tatsächlich passiert. Die eingespielten Trauma-Aspekte fühlen sich für Ihr Kind gerade hochaktuell und real bedrohlich an. Zeigen Sie orientierendes Verständnis: »Das ist gerade sehr heftig für Dich, das bekomme ich mit.« Wenn Angst im Vordergrund steht, können Sie vielleicht auch formulieren: »Ich bin bei Dir, bis der Kopf wieder ruhiger wird. Es kann gerade nichts passieren!« Erwarten Sie keinesfalls in diesem Moment Einsicht oder sofortige Beruhigung. Erklären und diskutieren Sie nicht. Sie legen durch Ihre Beobachtung eine Basis für spätere Reflektion und schaffen erste Verknüpfungen zwischen dem Hier und Jetzt und dem Erleben eines Trauma-Alarms. Es geht nicht darum, etwas zu beweisen oder recht zu haben.
- Schützen Sie sich und Ihr Kind, wenn die Gefahr besteht, dass irgendjemand durch die hohe Spannung verletzt werden könnte. Erklären Sie dabei unbedingt möglichst ruhig, was Sie gerade tun und warum. Sagen Sie zum Beispiel: »Ich komme jetzt zu dir und halte dich fest, denn ich habe Angst, dass du dir wehtust. Ich passe auf, dass nichts passiert, bis sich der Alarm wieder legt.«
- Um den Kopf aus der Schleife zu bringen oder aber bei ersten Anzeichen noch die Kurve zu bekommen, kann es schon helfen, ein paar Kleinigkeiten zu verändern. Verändern Sie die Körperhaltung: Wenn Ihr Kind sitzt, ermutigen Sie es zum Beispiel aufzustehen. Verlassen Sie gemeinsam den Ort, an dem der Trauma-Alarm losging: Gehen Sie zum Beispiel gemeinsam in ein anderes Zimmer. Verändern Sie die Tätigkeit: Schon das Wechseln des Themas oder ein kalter Schluck Wasser kann eine große Veränderung bewirken.
- Achten Sie darauf, dass sowohl Sie als auch Ihr Kind weiteratmen. Trauma-Alarme verursachen oft eine flache Angstatmung, sowohl bei den direkten Betroffenen als auch bei den Menschen, die diese miterleben. Ganz bewusst tief zu atmen, vor allem die Ausatmung nicht zu vergessen, kann viel Spannung lösen. Zudem hilft auch hier, die Atmung überhaupt zu bemerken und damit die Wahrnehmung in die Gegenwart zu lenken.

Aus Trauma-Alarmen lernen

Auch wenn es zu Anfang unmöglich erscheint: Der Umgang mit Trauma-Alarmen kann sich entwickeln und ihnen damit nach und nach immer mehr ihre Wucht nehmen.

Wichtig dafür ist es, sie nicht im Nachhinein unter den Teppich zu kehren, sondern sie mit kühlem Kopf zu besprechen. Diese Situationen kosten beiden Seiten viel Kraft und sind sehr unangenehm. Schon allein daraus entsteht vielleicht ein »Schwamm-Drüber-Impuls« der Ihnen rät, das Thema nicht noch einmal aufzumachen. Vielleicht wollen Sie Ihr Kind auch schützen oder haben Angst selbst wieder eine Lawine ins Rollen zu bringen.

Hilfreicher ist es jedoch, eine Haltung zu entwickeln, die es Ihnen und Ihrem Kind ermöglicht, Trauma-Alarme gemeinsam nachzubereiten, immer mehr zu verstehen und in Zukunft besser mit ihnen klarzukommen. Überlegen Sie gemeinsam, an welche Auslöser Sie wohl gestoßen sind. Beobachten Sie Frühwarnzeichen (siehe »Frühwarnzeichen erkennen« ab Seite 164) und befragen Sie auch Ihr Kind, auf welcher Ebene sich ein Alarm zuerst bemerkbar macht. Sind es zuerst bestimmte Gedanken, die auftauchen? Ein Körperempfinden? Druck, etwas zu tun? Ein Gefühl?

Je besser Sie beide verstehen, welche Punkte auf dem Steckbrief gespeichert und damit Auslöser sind, und wie sich ein Alarm ankündigt, desto früher und effektiver können Sie gegensteuern, sich als Team fühlen und besser mit diesen schwierigen Situationen umgehen.

Wenn Sie oder Ihr Kind Frühwarnzeichen wahrnehmen, kann folgendes Vorgehen helfen, einen vollen Alarm abzuwenden:

- Ermutigen Sie Ihr Kind, Ihnen Bescheid zu sagen, wenn es Frühwarnzeichen bei sich erkennt, und sagen auch Sie Bescheid, sobald Sie meinen, etwas wahrzunehmen.
- Regen Sie an, wie weiter oben erläutert, Körperhaltung, Ort und Tätigkeit zu verändern. Auch kräftiges Strecken oder Schütteln der Arme und Beine, Trampeln, Auf-der-Stelle-Hüpfen oder Stehen auf einem Bein können helfen, die Wahrnehmung in der Gegenwart zu fixieren und etwas von der Spannung abzubauen.
- Wenn der Kopf dazu noch in der Lage ist, überlegen Sie gemeinsam, woran Ihr Kind erkennen kann, in welcher Zeit es gerade ist. Was ist ein Beweis dafür, dass »heute ein anderer Tag ist«? Dabei helfen auch Techniken zur Distanzierung und Reorientierung, die Sie ebenfalls in Kapitel 7 (»Rettungsringe – hilfreiche Methoden für typische Situationen«, ab Seite 159) finden.

»Nachts im Bett zu liegen und aufzuwachen, war zuerst unheimlich schwer für mich. Das Licht, der Blick auf mein Fenster, die Stimmung – alles schien mich dann wie durch einen Tunnel wieder in die Nacht zu ziehen, als ich das Schreien aus der Küche gehört habe. Es klingt vielleicht albern, aber wir haben dann einen riesengroßen, supersüßen Osterhasen in meinen Türrahmen gehängt. Wenn ich aufwachte, schlug mein Herz noch ganz schnell, aber wenn ich den Hasen sah, wusste ich: andere Nacht.« Jasmin (13 Jahre), nach einem Familienstreit, der mit dem Tod ihres Bruders endete

Selbst ruhig bleiben

Zuletzt ist einer der wichtigsten Schlüssel, um ein Kind möglichst unversehrt durch einen Trauma-Alarm zu führen, die eigene Ruhe und Sicherheit.

Die große Kraft der Trauma-Dynamik, die Hilflosigkeit des Kindes und die eigene zu spüren, vielleicht indirekt oder direkt angegriffen zu werden, all das kann Angst einflößend sein.

Bleiben Sie zuversichtlich: Ihr wachsendes Wissen und neue Ideen zum Umgang funktionieren nur selten wie ein Schalter, der umgelegt wird: Es wird nicht alles auf einmal anders. Vielmehr beginnt ein Prozess, an dessen Ende schon unzählige Bezugspersonen erlebt haben, dass es tatsächlich leichter wird. Dass das Trauma zwar immer noch auf die Bühne tritt, aber nicht mehr Angst und Schrecken verbreitet. Dass ein Versuch nach dem anderen letztlich kleine Erfolge bringt. Üben Sie also, auch kleinste Veränderungen wahrzunehmen und die Hoffnung nicht aufzugeben!

Zusätzlich können Sie üben, Ihren kühlen Kopf auch in Gegenwart großer ängstigender oder schmerzhafter Gefühle immer zu einem Mindestanteil präsent zu halten. Bemerken und verstehen Sie, was passiert, anstatt sich mitreißen zu lassen. Behalten Sie Ihre eigenen Frühwarnzeichen gut im Blick und fangen Sie rechtzeitig damit an, sich stabil zu »erden«.

Reflektieren Sie, welche Dinge es sind, die Sie immer wieder aus der Fassung bringen. Ist es Ihre eigene Hilflosigkeit? Sind es schwierige Situationen in der Öffentlichkeit und die Frage, was andere über Sie und Ihre Erziehungskompetenz denken? Oder bringt es Sie besonders auf, wenn Ihr Kind einen unverschämten oder verletzenden Ton anschlägt? All diese Dinge können Teil von Trauma-Alarmen sein, und wenn Sie Ihre persönlichen roten Knöpfe bereits im Vorfeld identifiziert haben, laufen Sie viel weniger Gefahr, immer wieder unvorbereitet von Ihnen »erwischt« zu werden. Stattdessen können Sie sich darauf konzentrieren, den Alarm möglichst gut zu überstehen, um dann in Ruhe und mit kühlen Köpfen zu überlegen, was da los war und wie es beim nächsten Mal besser laufen kann.

Bitte erinnern Sie sich dabei immer daran, dass Dinge, die im Trauma-Alarm gesagt oder getan wurden, direkt aus dem Trauma stammen und damit nicht mit normalen Maßstäben zu messen sind. Merken Sie sich diese also nur, um einen besseren Umgang mit ihnen zu entwickeln, nicht jedoch, um später an Verletzungen festzuhalten oder Strafen zu verhängen.

Sorgen Sie für Balance

Wie schon erklärt, bewirken sowohl die immer wiederkehrenden Trauma-Alarme aber auch das ständige Bemühen um Vermeidung, dass die Psyche auf das Thema »Gefahr« ausgerichtet bleibt (siehe Kapitel 1.1. »Traumatisierung, was heißt das eigentlich?«, ab Seite 20). Als Bezugsperson diese Ausrichtung durch das eigene Verhalten nicht noch zu verstärken, ist ein wichtiges Grundprinzip in der Unterstützung traumatisierter Kinder und Jugendlicher. Das kann sowohl passieren, wenn Sie selbst ständig mit dem Trauma-Thema beschäftigt sind und Ihr Kind damit überfordern, als auch dadurch, dass Sie selbst anfangen das Thema zu vermeiden. Einmal verstärken Sie die eine Seite, einmal die andere Seite der Trauma-Dynamik.

Ziel ist es, stattdessen die Fixierung Stück für Stück ein wenig zu lockern. Die Seite, die vermeidet, soll lernen, immer besser mit dem Ereignis umzugehen, statt auszuweichen. Die Seite, die den Steckbrief trägt und Alarme einspielt, soll lernen, sich steuern zu lassen und Pausen auszuhalten.

Ein hilfreiches Bild für diese notwendige Annäherung oder Balance ist ein ***Ruderboot***: Um in schwierigen Gewässern vorwärtszukommen, müssen in einem Ruderboot beide Ruder benutzt werden, das leuchtet schon jungen Kindern ein. Das eine Ruder steht dabei für alles, was dabei hilft, den Umgang mit dem Ereignis oder seinen Folgen zu lernen. Das andere Ruder steht dafür, Pausen machen und das Ereignis und seine Folgen auf Abstand bringen zu können.

Zum Ruder »**Umgehen lernen**« gehört zum Beispiel, sich damit auseinanderzusetzen, was gerade los ist. Dem Ereignis und seinen Folgen einen Platz einzuräumen, Gefühle zu haben, Fragen zu stellen und zu verstehen, wie Traumaspuren entstehen. Auch das gemeinsame Überlegen, wie immer besser mit Symptomen umgegangen werden kann, gehört zu diesem Ruder.

Zum Ruder »**Steuern lernen und Pause machen**« gehört all das, was für eine Zeit bewusst Abstand herstellt. Hierzu zählt alles, was den Kopf zur Ruhe bringt, Kraft schöpfen lässt und Pausen ermöglicht (siehe »Rettungsringe – hilfreiche Methoden für typische Situationen« ab S. 159).

Vielleicht besprechen Sie das Bild vom Ruderboot mit Ihrem Kind und finden dadurch eine Möglichkeit, immer wieder zu überprüfen, ob sich das Boot noch vorwärtsbewegt, das Boot Ihres Kindes, das »Familienboot« oder auch Ihr eigenes. Denn wenn es nicht stillstehen, sich nicht im Kreise drehen, aber auch nicht in zu viel Auseinandersetzung erschöpfen oder in zu viel Ablenkung verlieren soll, müssen Sie auf beide Ruder achten. Nur so kommen Sie immer weiter voran.

Machen Sie Rhythmus spürbar

Rhythmus im Alltag

Traumatischer Stress bedeutet für die Psyche, dass die Welt einmal komplett aus den Angeln gehoben wurde. In der Folgezeit hilft es dem Kopf und der Verarbeitung, wenn der Alltag so erkennbar wie möglich bleibt. Dabei geht es ausdrücklich nicht um Strenge oder darum, »so weiterzumachen wie bisher und die Zähne zusammenzubeißen«, sondern um das Erleben vertrauter »Lebensrhythmen«.

Dabei können Alltagsrituale eine große Rolle spielen. Dabei bedeutet das Wort Ritual, dass eine wiederkehrende, vertraute Handlung eine bestimmte Bedeutung trägt. Rituale verdeutlichen inneres Erleben, indem sie ihm aktiv eine äußere Form geben und damit mehr bedeuten, als die eigentliche Handlung manchmal vermuten lässt. So kann das Zubettgehen als ein praktisch notwendiger Tagesordnungspunkt angesehen werden – es kann aber auch ein Ritual sein, das die Bedeutung trägt, Geborgenheit zu spüren, sich in immer gleichen Abläufen der gegenseitigen Verbundenheit zu versichern und ein Zeichen zu setzen, dass wieder ein Tag geschafft ist.

Daher ist es unbedingt notwendig, zwischen dem Aufrechterhalten eines Rahmens und dem Ausfüllen dieses Rahmens zu unterscheiden. Damit ist gemeint, dass es durchaus sinnvoll ist, normale Essens- oder Zubettgehzeiten einzuhalten, ohne jedoch auf die gleiche Portionsgröße beim Essen oder zügiges Einschlafen zu bestehen.

Das Gleiche gilt für Grenzen: Die Regulation von Gefühlen, das Aushalten von Frustration oder der »angemessene« Ausdruck von Überforderung sind ein andauerndes Lernfeld für Kinder und Jugendliche. Nach traumatischem Stress kann es sein, dass all das unendlich viel schwerer fällt und Kinder Fähigkeiten, die sie bereits erworben hatten, in bestimmten Situationen nicht mehr abrufen können: Frustration kann vielleicht viel schlechter ausgehalten werden. Trennungen können zu großen Gefühlsausbrüchen führen – oder die Einhaltung der alltäglichen Regeln fällt plötzlich schwer. Die aus einem traumatischen Ereignis entstandene momentane Überforderung des Kindes zu bestrafen, würde nur weiteres Öl in das Stressfeuer schütten, das es eigentlich zu löschen gilt. Halten Sie also Rollenverteilung, Regeln und Routinen in dieser besonderen Zeit nicht zur Erziehung, sondern zur Orientierung aufrecht und unterscheiden Sie mit traumasensiblem und liebevollem Blick, ob es in dieser Situation wirklich um »will nicht« oder nicht vielmehr um »kann nicht« geht.

Pausen von der Belastung, entweder durch aktives Ablenken oder durch Ausruhen, sind nicht nur erlaubt, sondern sehr wichtig. Planen Sie diese Zeiten für Ihr Kind und auch für sich selbst sorgfältig mit ein. Der Kopf leistet gerade Schwerstarbeit! Greifen Sie auf bewährte Strategien zurück und überlegen Sie gemeinsam mit Ihrem Kind, was dem Kopf in der aktuellen Situation helfen kann, eine kraftspendende Pause zu machen.

Rhythmus als Methode

Rhythmus zu erkennen, zu spüren oder selbst zu erzeugen, schenkt unserem Kopf das Erleben von Orientierung, Vorhersagbarkeit und Selbstwirksamkeit. All das fördert die Verarbeitung und tut unserer Psyche gut, insbesondere in Situationen, in denen wir versuchen, das Gleichgewicht wiederzuerlangen.

Für ein kleines Kind kann das Erleben von Rhythmus bedeuten, gehalten und gewiegt zu werden, für eine 13-Jährige vielleicht, im Schaukelstuhl zu sitzen oder in der Hängematte zu liegen.

Wohltuende Musik, ob gehört oder selbst gemacht, ob gewippt oder mitgesummt, hüllt uns in Rhythmus. Auch andere Tätigkeiten wie das Malen von Mandalas oder Tätigkeiten wie Stricken, Schwimmen oder Spazierengehen enthalten diesen gleichförmigen Aspekt. Bieten Sie immer wieder solche Aktivitäten an, bauen Sie sie in den Tag ein: Tätigkeiten, die dem Kopf erlauben, sich in einem gegebenen Rhythmus auszuruhen.

Beziehen Sie den Körper mit ein

Körperliche Symptome erklären

Psychischer Stress wird sich – mehr oder weniger deutlich – auch körperlich zeigen, denn beide Ebenen sind untrennbar miteinander verbunden. Zu häufig beobachteten Stressreaktionen des Körpers gehören – neben dem schon erwähnten veränderten Ess- und Schlafverhalten – auch Bauch- oder Kopfschmerzen oder ein viel sensibler eingestelltes Schreckempfinden (siehe auch Kapitel 2.2., »Altersspezifische Traumasymptome erkennen und helfen«, ab Seite 54). Entwickeln Sie zusammen mit Ihrem Kind oder Jugendlichen ein Verständnis dafür, dass auch der Körper »spricht« und vom großen Schrecken erzählt. Vor allem jüngere Kinder wissen von diesem Zusammenhang oft noch nicht. Wenn das Wissen dazu vermittelt ist, ergeben sich vielfältige Möglichkeiten, gemeinsam zu überlegen, was der Körper braucht, um Pause zu machen, zur Ruhe zu kommen oder Kraft zu sammeln.

Dem Körper wohltun

Auch wenn es vielleicht selbstverständlich klingt, achten Sie besonders in schwierigen Zeiten auf ganz grundlegende körperliche Versorgung, die dazu beitragen kann in schwierigen Zeiten stabil und bei Kräften zu bleiben. Dazu gehört regelmäßige, maßvolle und ausgewogene Ernährung ebenso wie das Einhalten von Körperhygiene, auch wenn es vielleicht gerade schwer ist, sich zum Zähneputzen oder Duschen aufzuraffen. Achten Sie darauf, dass sich der Tag- und Nachtrhythmus nicht völlig verschiebt. Die hohe Anspannung, aber auch Schwierigkeiten beim Ein- und Durchschlafen oder Albträume können dazu führen, dass die Nacht immer später beginnt und sich Schlafzeiten immer weiter in den Tag schleichen. Versuchen Sie Ihr Kind immer wieder zu körperlicher Bewegung zu motivieren. Dabei geht es nicht um Hochleistungen oder das Abrufen des gleichen sportlichen Niveaus wie vor dem Trauma. Jeden Abend einmal zusammen um den Block zu gehen, kann für den Anspannungsgrad und den Kontakt zum eigenen Körper schon einen erlebbaren Unterschied machen.

Zuletzt ist natürlich auch Körperkontakt etwas, das einen großen Einfluss auf das Wohlbefinden hat, und zugleich etwas, das manchen Bezugspersonen im Umgang mit ihren belasteten Kindern vielleicht gar nicht einfällt. Vor allem bei Teenagern, die vor dem Ereignis genau darauf bedacht waren, nicht mehr »wie kleine Kinder« geknuddelt und geküsst zu werden, gerät diese Möglichkeit leicht aus dem Blick. Deshalb: Bieten Sie Körperkontakt an. Kleine Kinder zu halten, unmittelbar Verbindung und Schutz spürbar zu machen, ist dabei ebenso wirkungsvoll wie ein Streichen über den Arm eines Teenagers oder ein Satz wie: »Wenn ich nicht wüsste, dass du das nicht magst, würde ich dich jetzt ganz fest drücken!« Manchmal sind wir überrascht, wie gut es auch den »coolen Kids« in diesen Situationen tut, für einen Moment oder auch etwas länger gehalten zu werden.

Auch anderes, was körperlich wohltut, kann ein unmittelbares Gefühl von Versorgtsein und Wohlbefinden erzeugen, Beziehung spürbar machen und effektiv Stress senken. Finden Sie heraus, was das für Ihr Kind ist. Vielleicht das Kraulen des Rückens während eines Films, vielleicht eine besonders angenehm riechende Gesichtsmaske, die Sie als Geschenk mitbringen, oder der geliebte Kakao. Da es sein kann, dass in dieser besonderen Zeit andere Dinge als früher wohltun, orientieren Sie sich am Empfinden Ihres Kindes und bleiben Sie offen und erfindungsreich.

Achten Sie auf den Medienkonsum

In Zeiten wie diesen ist es besonders schwierig – und zugleich besonders wichtig –, dass der Kopf zur Ruhe kommt und das Herz sich sicher fühlt. Besprechen Sie diesen Aspekt mit Ihrem Kind und achten Sie bei der Auswahl von

Medien, Filmen, Hör- und Computerspielen darauf, dass gruselige, sehr aufregende oder gewaltvolle Inhalte nicht noch zusätzlich Aufregung oder Anspannung ins Leben bringen. Unser Kopf kann gar nicht so gut zwischen Realität und Fiktion unterscheiden, wie wir immer glauben und vermischt beides.

Loben Sie

Behalten Sie einen Blick dafür, in welcher schwierigen Situation sich Ihr Kind gerade befindet und dass allein sein Durchhalten gerade eine große Leistung ist. Trauma und die Veränderungen, die es für das Erleben von sich selbst und der Welt mit sich bringt, können große Verzweiflung auslösen und immer wiederkehrende Trauma-Alarme das Gefühl vermitteln, dass überhaupt nichts mehr funktioniert.

Allein, dass es dem Kind gelingt, in einer solchen Situation weiter aufzustehen, zu duschen, in die Schule zu gehen, Kontakt zu anderen Menschen zu halten und zu hoffen, dass es irgendwann wieder leichter wird, ist jeden Tag ein dickes Lob wert.

Diese Haltung und den Blick auf die Erfolge Ihres Kindes zu richten, kann auch Ihnen helfen, ein Gegengewicht zu allem Schweren zu spüren.

Erinnern Sie sich an all das, was Sie an Ihrem Kind stolz macht, worüber Sie sich freuen, was Sie beeindruckt – und sagen Sie es! Auch wenn Kinder nicht unbedingt mit Zustimmung darauf antworten: Wenn Sie ehrlich meinen, was Sie sagen, erfährt Ihr Kind dabei viel über all die Dinge, die es ausmachen, jenseits vom Trauma und seinen Symptomen.

2.2. Altersspezifische Traumasymptome erkennen und helfen

In diesem Kapitel finden Sie eine Aufstellung möglicher Traumafolgen, in Abhängigkeit zum Alter des traumabelasteten Kindes. Sie soll Ihnen einen guten Überblick verschaffen und vor allem ermöglichen praktische Hilfeimpulse abzuleiten. Dabei ist natürlich zu beachten, dass die Wahrnehmung und Bewertung eines bedrohlichen Ereignisses, die erlebten Gefühle und Gedanken und nicht zuletzt die Fähigkeit, das Erleben zu reflektieren und auszudrücken, vom individuellen Entwicklungsstand eines jeden Kindes abhängen. Wie hat sich das Gefühlsleben des Kindes und seine gedankliche Welt in seinem bisherigen Leben entwickelt? Mit welchen Stärken und Herausforderungen ist es auf dem Weg? Was hat es schon gelernt und vom wem?

All diese Faktoren: Entwicklungsstand, Wahrnehmung und Ausdruck sind also hochindividuell und können nicht allein am Alter des Kindes festgemacht werden. Gleiches gilt für die Symptome, die sich aus diesem komplexen Zusammenspiel entwickeln. Das heißt, dass auch jüngere oder ältere Kinder die für die einzelnen Altersgruppen beschriebenen Belastungssymptome so oder so ähnlich zeigen können und eine allzu strenge Alterszuordnung dem einzelnen Kind nie gerecht werden kann.

Aus diesem Grund sind in diesem Kapitel die Symptome der Altersgruppe zugeordnet, in der sie typischerweise frühestens auftreten, selbst wenn ältere Kinder diese durchaus auch noch zeigen. Nur wenn das Symptom bei älteren Kindern typischerweise sehr verändert auftritt oder eine wichtige Besonderheit aufweist, wird es dann in dieser Altersgruppe nochmals erwähnt.

Auch die Zuteilung zu den Überschriften Trauma-Alarm, Vermeidung, Daueranspannung und Erschütterung ist nicht streng zu verstehen und für den Zweck dieses Buches auch nicht relevant. Manche Symptome könnten, je nach Blickwinkel, durchaus sowohl der einen als auch einer anderen Überschrift zugeordnet werden.

Die Aufstellung erhebt keinen Anspruch auf Vollständigkeit oder Wirksamkeit in jeder einzelnen von Ihnen erlebten Situation. Diese Idee wäre vermessen und würde der Komplexität des Themas nicht gerecht. Wenn Sie aber die grundsätzlichen Tipps, die Symptomtabelle auch mit den jüngeren und älteren Altersgruppen und die Hinweise zu notwendiger weiterer Hilfe lesen, werden Sie ein gutes und recht umfassendes Bild bekommen.

Trauma-Alarme sind sehr speziell (siehe auch Kapitel 1.1. »Traumatisierung, was heißt das eigentlich?«, ab Seite 20) – und haben eine enorme Bedeutung bei der Begleitung betroffener Kinder und Jugendlicher. Aus diesem Grund finden Sie in Kapitel 2.1. (unter »Begegnen Sie Trauma-Alarmen«, ab Seite 41) detaillierte Ausführungen zu der Frage, woran Sie erkennen, dass Ihr Kind an einen Auslöser und damit in eine alte Trauma-Schleife geraten ist wie Sie sich in diesen Situationen verhalten können. Bitte lesen Sie diese unbedingt zusätzlich zur folgenden Tabelle.

Insgesamt gilt: Holen Sie bitte unbedingt professionelle Unterstützung an Ihre Seite, falls Symptome schon längere Zeit anhalten, sich festsetzen oder sogar mit der Zeit verstärken. Auch wenn Symptome Sie stark verunsichern und Ihrem Kind starkes Leid oder Einschränkung in seinem Leben verursachen sowie bei bestimmten gefährlichen Verhaltensweisen brauchen Sie externe Hilfe (siehe Kapitel 3.1. »Wann weitere Hilfe notwendig ist«, ab Seite 82).

Traumatischer Stress bei Kleinstkindern

Säuglinge und Kleinstkinder bis etwa drei Jahre stehen noch ganz am Anfang ihrer Entwicklung und der Differenzierung von Gedanken, Gefühlen und Körperreaktionen. So wird auch Traumabelastung in diesem Alter noch als kaum voneinander abgrenzbare Mischung aus alarmierenden Gefühlen, Körperempfindungen, Impulsen und Wahrnehmungsinhalten gespeichert, also sehr viel mehr gespürt, als in irgendeinem Zusammenhang verstanden. Das Gleiche gilt für die Belastungssymptome, die sich daraus ergeben: Sie äußern sich in erhöhter Anspannung und einem insgesamt veränderten Befinden und zeigen deutlich, dass der kleine Mensch durch das Geschehen aus dem Gleichgewicht geraten ist. Zudem sind so junge Kinder und ihre Bezugspersonen untrennbar miteinander verbundene »Systeme«. Die ganz Kleinen spüren, was ihre Großen spüren, lesen Gefahr oder Beruhigung daran ab, wie alarmiert oder wie gelassen diese sind.

Belastungszeichen bei Kleinstkindern

Die Belastung von Babys und Kleinstkindern zeigt sich unter anderem dadurch, dass sie unruhiger wirken, sich weniger gut beruhigen lassen oder nicht dulden, dass sich vertraute Bezugspersonen von ihnen entfernen. Sie klammern sich vermehrt und vor allem bei Trennungszeichen an ihre Großen und zeigen vielleicht deutliche Abwehr (durch Schreien, Weinen, Abwenden oder auch Starrwerden), wenn sich eine fremde Person um sie kümmern will. Manche Kinder zeigen unmittelbar nach einem belastenden Ereignis ein verändertes Essverhalten, sind leichter ablenkbar beim Essen oder Trinken, nehmen dadurch unter Umständen weniger oder nur immer wieder unterbrochen Nahrung auf, zeigen Probleme beim Schlafen oder können nicht zur Ruhe kommen. Manche Kinder wirken irritiert und erschrecken häufig.

So können Sie helfen

Beruhigender Körperkontakt, besänftigendes Sprechen und möglichst viel Vertrautes helfen. Vertraute Personen, gewohnte Abläufe, bekannte Geschichten oder Musik können das Erleben von Sicherheit und Geborgenheit unterstützen. Da sich die Anspannung der Bezugspersonen leicht auf so kleine Kinder überträgt, ist es wichtig, dass Sie auf den eigenen Spannungsgrad achten und sich gut um sich selbst kümmern. Das ist nicht einfach, denn natürlich kann niemand den eigenen Druck, die eigenen Sorgen oder Belastung ausschalten, das wäre weder gesund noch hilfreich. Achten Sie deshalb – so gut es eben geht – auf Ihre eigene Entlastung, darauf, selbst Unterstützung und Raum für Ihre Sorgen im Gespräch mit anderen Erwachsenen zu bekommen.
Wir alle können nicht aus der eigenen Haut: Wenn Sie in einer Situation mit Ihrem Kind bemerken, dass Sie selbst mit den Nerven am Ende sind, nehmen Sie Ihr Erleben mit in den Kontakt mit Ihrem Kind. Beschreiben Sie – in »entspanntem Erzählton« –, was Sie gerade wahrnehmen und tun, zum Beispiel: »Ja, du merkst, dass gerade ganz viel los ist, nicht wahr? Ja, das finde ich auch. So eine Aufregung … So, nun gehen wir mal in den Flur … Ja, mein Kopf ist auch gerade ganz voll. Genau … so machen wir beide das …« Das Verbalisieren des Erlebens kann so Teil des besänftigenden Kontaktes werden und unterstützt gleichzeitig die Selbstberuhigung.
Nehmen Sie vertraute Helfer mit ins Boot und informieren Sie alle Betreuungspersonen Ihres Kindes über die Situation.

Traumatischer Stress ab dem Kindergartenalter

Auch Kinder zwischen ungefähr drei und sieben Jahren reagieren sehr stark auf die Erschütterung, die sie bei ihren Bezugspersonen erleben. Zusammenhänge erschließen sich Kindern dieser Altersgruppe noch nicht klar, die Welt ist noch ein magischer Ort. Alles kann mit allem zu tun haben, Ursache und Wirkung sind schwer zu erfassen. Auch Gefühle und Befinden lassen sich in diesem Alter noch schwer begreifen und in Worte fassen.

Die Fähigkeit, Gefühle zu steuern, stellt in diesem Alter eine große Entwicklungsaufgabe dar. Deshalb kommt es nach traumatischem Stress häufig gerade in diesem Bereich zu vermehrten Problemen. Dann ist es wichtig, sich immer wieder zu vergegenwärtigen, dass jetzt nicht die Zeit für Strenge und Erziehung, sondern für Ermutigung und einen sicheren Orientierungsrahmen ist (siehe auch Seite 41 in Kapitel 2.1. »Begegnen Sie Trauma-Alarmen«).

Trauma-Alarm ab dem Kindergartenalter

Das Ereignis taucht immer wieder auf

Ereignisse, die für Kinder tief verstörend und ängstigend sind, finden sich in unterschiedlichen kindlichen Ausdrucksformen wieder.

Manche Kinder **erwähnen** immer mal wieder Aspekte, die mit dem erlebten Ereignis in Zusammenhang stehen oder **malen** zum Beispiel Bilder, die das Ereignis oder thematisch verbundene Inhalte darstellen. Dabei ist nicht unbedingt zu beobachten, dass die Kinder beunruhigt oder belastet wirken.

Häufig **spielen** Kinder auch wiederholt Aspekte des Ereignisses nach. Manchmal dreht sich dabei das ganze Spiel thematisch um das Ereignis, oder einzelne Aspekte werden mehr oder weniger konkret in die Spielhandlung eingebaut.

Manchmal geschieht dies ohne beobachtbare Belastung beim Kind, manche Kinder hingegen wirken wie im Thema gefangen, getrieben und wie unfreiwillig mit hoher Spannung von diesem gefesselt. Dabei weist das Spiel schier unendliche Wiederholungen ohne inhaltliche Entwicklung oder Auflösung auf, die Spannung steigt während des Spielens immer weiter an oder bleibt auf einem hohen Niveau, ohne sich zu lösen, und wird vielleicht erst unterbrochen, wenn das Kind das Spiel jäh abbricht.

So können Sie helfen

Nehmen Sie zunächst einfach wahr, dass das Thema Ihr Kind beschäftigt, machen Sie es selbst jedoch nicht größer, als es bei Ihrem Kind gerade ist. So muss zum Beispiel nicht jedes Bild zu dem Thema in großer Tiefe interpretiert werden. Es genügt, wenn Sie mit diesen Bildern so offen und interessiert umgehen, wie mit allen anderen. Achten Sie lediglich darauf, dass Ihr Kind in seinen Bildern oder Schilderungen nicht immer wieder Zusammenhänge herausstellt, die nicht zutreffend und vielleicht nicht förderlich sind. Korrigieren Sie diese liebevoll, spätestens wenn Sie wahrnehmen, dass Ihr Kind wiederholt im Spiel, seinen Bildern oder beim Gespräch den gleichen »Denkfehler« macht, zum Beispiel in Zusammenhang bringt, dass es sich erst mit dem Papa gestritten hat und er dann gestorben ist.

»Spiel« hat unterschiedliche Bedeutungen. Das ist auch nach einem Trauma so. Spiel kann durchaus eine gesunde und notwendige kindliche Verarbeitungsform sein. Allerdings auch eine Ebene, auf der sich immer wieder ungewollt Aspekte des traumatischen Ereignisses aufdrängen und das Kind »zwingen«, diese wieder zu erleben. Gesundes verarbeitendes Spiel ist gekennzeichnet davon, dass das Kind mit einer »Als-ob-Perspektive« spielt, dass das Spiel kreativ und dynamisch wirkt, sich eine Spielhandlung entwickelt und diese durch passende Emotionen beim Kind begleitet wird. Das Kind kann in das Spiel ein- und wieder aus ihm auftauchen. Diese Art des Spiels kann, auch wenn sie Aspekte des Ereignisses oder verbundene Themen enthält, der Verarbeitung dienen.

Unterbrechen Sie heilsames Spiel nicht aus Sorge, dass sich Ihr Kind mit belastenden Erinnerungen beschäftigt. Der Kopf findet und übt im Spiel Wege, auch erschreckende Ereignisse in das Weltbild einzuordnen, oder erzählt auf diese Weise etwas, wofür noch die Worte fehlen. Vielleicht bietet sich auch die Gelegenheit, beim gemeinsamen Spiel Aspekte von Hilfe, Schutz oder Trost mit einfließen zu lassen.

Sollte Ihr Kind bei hoher Anspannung wie unfreiwillig gefesselt oder »gefangen« im traumatischen Spiel wirken, nehmen Sie eine aktive Rolle ein. Wenn Sie merken, dass Ihr Kind hoch angespannt oder gestresst wirkt und sich diese Erregung durch das Malen oder Spielen nicht löst, sondern eher verstärkt, sprechen Sie Ihr Kind liebevoll, aber deutlich an und beschreiben Sie, was Sie wahrnehmen: »Es sieht aus, als ob dein Kopf durch das Spielen mit den Autos gerade immer aufgeregter wird. Manchmal kommt der Kopf durcheinander und weiß gar nicht mehr, was echt und was Spiel ist. Dann ist es gut, eine Pause zu machen, damit der Kopf merkt, dass alles gut ist und gerade nichts Schlimmes passiert.« Auch eine kurze Unterbrechung und Ablenkung, zum Beispiel indem ein Getränk gereicht wird oder Ähn-

liches, kann helfen sicherzustellen, dass das Kind nicht in einer unfreiwilligen Erinnerung, einem Wiedererleben gefangen bleibt.
Erklären Sie unter Umständen auch in Schule oder Kindergarten, dass Ihr Kind gerade sehr mit diesen Themen beschäftigt ist, denn manchmal sorgen diese Spiele dort sonst für Irritation oder Sorge. Besprechen Sie mit Bezugspersonen in der Einrichtung, wie diese damit umgehen und stimmen Sie sich ab.

Eindrücke drängen in den Schlaf

In der ersten Zeit nach einem sehr belastenden Lebensereignis jammern oder weinen Kinder vielleicht im Schlaf, durchaus auch ohne aufzuwachen. Manche haben ängstigende Träume, entweder vom Ereignis oder auch so, dass sich kein Bezug dazu herstellen lässt.

So können Sie helfen

Sollten Sie merken, dass der Schlaf gerade viele ängstigende Eindrücke mit sich bringt und Ihr Kind wimmert und unruhig wird, ohne aufzuwachen, sprechen Sie es behutsam an. Nehmen Sie liebevoll Körperkontakt auf und schauen Sie, dass es richtig wach wird. Beruhigen Sie Ihr Kind, indem Sie betonen, dass es in Sicherheit ist, dass die Träume nicht echt sind, dass alles in Ordnung ist. Vielen Kindern hilft es, gehalten oder gestreichelt zu werden, vielleicht hilft auch ein kleines Licht, das angelassen wird. Wenn Ihr Kind immer wieder mit schlimmen Träumen zu kämpfen hat, lohnt es sich, dieses Thema tagsüber zu besprechen. Machen Sie deutlich, dass die Bilder sicher gruselig, nicht aber gefährlich oder echt sind. Erklären Sie, dass es ganz normal ist, dass der Kopf eine Zeit lang nachts Geschichten von der großen Angst erzählt. Besprechen Sie, dass er dabei leider immer an der schlimmsten Stelle aufhört. Überlegen Sie dann gemeinsam mit Ihrem Kind, welcher weitere Verlauf (auch magisch oder fantastisch), oder welches neue Ende des Traums einen weniger großen Schrecken, einen besseren Ausgang ermöglichen könnte. (Siehe auch Buchempfehlung »Antons Albtraum«, Seite 185)

Vermeiden ab dem Kindergartenalter

Ausweichen und Verhindern

Manche Kinder wechseln sofort das Thema, verschwinden, lenken ab oder stören Situationen oder Gespräche, in denen es um das Ereignis und seine Folgen geht, manche zeigen heftige emotionale Reaktionen mit Weinen oder deutlicher Aggression, wenn dieses Ausweichen nicht gelingt – oder nicht zugelassen wird.

So können Sie helfen

Zeigen Sie Verständnis für das Verhalten Ihres Kindes und erklären Sie, dass Erinnerungen an das Ereignis gerade vielleicht sehr viel Aufregung und unangenehme Gefühle auslösen, und dass Sie das verstehen. Finden Sie liebevoll einen Mittelweg zwischen dem, was gerade wirklich sein muss und dem, was Ihr Kind momentan aushalten kann. Wenn Kinder merken, dass ihre Belastung wahrgenommen wird und ihre Grenzen gewahrt werden, lässt der Druck oft bereits nach. Reflektieren Sie, ob Sie selbst dazu beitragen, dass sich Ihr Kind so heftig gegen das Thema wehren muss. Wird es immer wieder überfordert? Finden Gespräche in seinem Beisein statt, ohne dass das unbedingt notwendig ist, auch Telefonate? Kann irgendetwas geändert werden? Was muss wirklich sein und was nicht?
Die Intensität des Vermeidens kann sich mit der Zeit und im Laufe der Verarbeitung ändern. Nehmen Sie aufmerksam wahr, worauf und wie Ihr Kind reagiert, bleiben Sie offen im Kontakt und im Gespräch.

Daueranspannung ab dem Kindergartenalter

Schreckhaftigkeit, Wachsamkeit und Unruhe

Kinder nach traumatischem Stress wirken oft unruhig und angespannt. Sie können nur sehr schwer stillhalten, sind ständig in Bewegung. Schon Kleinigkeiten lassen sie aufschrecken, und sie beruhigen sich nur schlecht. Zudem fällt es vielen Kindern schwer, sich auf eine Sache oder Tätigkeit zu fokussieren, sie wirken leicht ablenk- und irritierbar. Auch das Essverhalten kann sich verändern, entweder aufgrund der Schwierigkeit, zur Ruhe zu kommen und »bei der Sache zu bleiben«, oder weil der Appetit unter Stress verändert ist.

So können Sie helfen

Es ist immer noch zu viel Stress im System. Das kann ein Kind nicht einfach abstellen, und es hat auch nichts mit Fehlverhalten zu tun. Bleiben Sie selbst so ruhig wie möglich und halten Sie den normalen Rahmen von Essens- und Schlafenszeiten ohne den Anspruch, dass gerade alles wie gewohnt funktioniert. Der Rahmen dient der Vertrautheit und Orientierung in dieser Zeit – Ihnen und Ihrem Kind. Halten Sie ihn ohne Druck und nicht, um zu erziehen. Wenn der Stress nach und nach abebbt, werden auch Unruhe und Schwierigkeiten nachlassen.

Verminderte Geduld

Auch die Fähigkeit und das Vermögen, Gefühle zu regulieren, können durch übermäßigen Stress in Mitleidenschaft gezogen werden. Das kennen viele Erwachsene, um ein Vielfaches mehr gilt es für Kinder, bei denen diese Fähigkeit ohnehin noch »in Ausbildung« ist. Viele Kinder haben daher nach einem traumatischen Ereignis Probleme damit, geduldig zu warten oder an einer Sache oder Tätigkeit dranzubleiben, die einfach nicht gelingen will.

So können Sie helfen

Ihr Kind kann manche Dinge gerade nicht besser steuern, versuchen Sie ohne Strenge oder Schimpfen darauf zu reagieren.

Ermutigen Sie Ihr Kind, dass es wieder leichter werden wird und dass die große Ungeduld oder das Gefühl »zu platzen«, wenn etwas nicht gelingt, wieder weggehen wird. Seien Sie selbst Vorbild darin, geduldig und ruhig zu bleiben, und loben Sie Ihr Kind, wenn etwas gelingt, selbst wenn nur ein ganz klein wenig besser als erwartet oder als beim letzten Mal.

Wann immer möglich vereinbaren Sie klar, wie lange Sie für etwas brauchen, wann Sie wieder da sind oder wie lange Ihr Kind voraussichtlich warten muss.

Ein- und Durchschlafprobleme

Auch auf den Schlaf nimmt der überhöhte Stresspegel unter Umständen Einfluss. Vielleicht hat Ihr Kind mit dem Zubettgehen Schwierigkeiten, oder das Einschlafen will nicht gelingen. Wenn es dann endlich geklappt hat, wacht das Kind vielleicht immer wieder auf und kann kaum eine Nacht durchschlafen.

So können Sie helfen

Überlegen Sie, was hinter den Schlafproblemen stecken kann und sprechen Sie tagsüber mit Ihrem Kind darüber: Kommt der Kopf nicht zur Ruhe? Plagen Ihr Kind Symptome, wenn es versucht einzuschlafen? Kann es das Gefühl, allein zu sein, gerade nicht gut ertragen – oder hat es belastende Träume?

Erinnern Sie sich, was Ihrem Kind schon früher beim Zubettgehen, beim Ein- oder Durchschlafen geholfen hat, und kehren Sie zu bewährten, lieb gewonnenen Strategien und Ritualen zurück.

Sie sollten möglichst in diesen Zeiten darauf achten, dass der »Landeanflug« aufs Bett schon eine gute Stunde vor der Schlafenszeit beginnt. Das heißt: keine schnellen Bilder mehr auf TV, Handy, Konsole, keine aufregenden Inhalte im Hörspiel, kein wildes Toben, kein grelles Licht, sondern feste Abläufe, Runterkommen … Gestalten Sie die Schlafumgebung schön – mit weichem Licht und beruhigender Atmosphäre. Unterstützen Sie das Zubettgehen durch Rituale: Schlafanzug anziehen, Abendroutine im Bad, vielleicht ein Buch vorlesen und alles, was Ihnen sonst noch dazu einfällt: das Nachtlicht, die CD mit vertrauten Liedern oder Geschichten, ein Pullover von einer Bezugsperson mit im Bett, die Tür einen Spalt offen lassen, oder etwas ganz Neues, das Ihnen einfällt und Sie ausprobieren möchten.

Schlafen im Elternbett

Bei vielen Kindern ist nach einem sehr erschreckenden Lebensereignis eine Zeit lang gar nicht daran zu denken, dass sie allein schlafen. Das heißt, sehr viele Kinder landen vorübergehend wieder im Bett ihrer Großen.

So können Sie helfen

Viele Bezugspersonen machen sich Sorgen, dass die Erlaubnis, in ihrem Bett zu schlafen, dazu führt, dass das Alleinschlafen dauerhaft nicht mehr funktioniert. Machen Sie sich frei von diesen Ängsten und überlegen Sie, ob es gerade wirklich ein Problem für Sie ist. In vielen Fällen haben nämlich gar nicht nur die Kinder, sondern auch die Erwachsenen das Bedürfnis, erst einmal zusammenzurücken. Und »Zusammenrücken« ist eine gesunde Reaktion.

In aller Regel ist auch die Angst unbegründet, dass das ganze bereits erlebte Drama mit dem Eingewöhnen im eigenen Bett nun von vorn beginnt. Achten Sie darauf, dass es für beide Seiten in Ordnung ist (prüfen Sie dabei gut, welchen Anteil

Sie selbst haben) und verhandeln Sie. Erklären Sie zum Beispiel, dass Sie jetzt eine Ausnahme machen, diese Ausnahme erst einmal für eine gewisse Zeit gilt und dann »nachverhandelt« wird. Geben Sie für die zeitliche Begrenzung eher Gründe an wie »Ich kann einfach nicht gut schlafen, wenn jemand neben mir liegt« oder »noch jemand im Bett ist«, als: »Dafür bist du doch schon zu groß, du willst doch auch ein großes Kind sein«. Das kann das Erleben von Schutzbedürfnis auf ungünstige Weise mit Scham verbinden, und das macht es nur noch schwieriger. Vielleicht entwickeln Sie auch einen »Stufenplan« oder Mittelweg (Matratze in Ihrem Schlafzimmer).

Holen Sie sich fachliche Tipps von Traumaprofis ein, wenn Sie das Gefühl haben, mit der Schlafthematik nicht zurechtzukommen.

Rückschritt

Ein Zurückfallen auf frühere Entwicklungsstufen, das sich im Verhalten oder dem Gesamteindruck zeigt, ist eine bekannte Reaktion auf psychische Überlastung. Die kindliche Psyche »rettet« sich sozusagen auf eine sicherere, eigentlich bereits überholte Entwicklungsstufe und setzt so Kraft für Bewältigung frei. Manche Kinder sprechen zum Beispiel wieder in Babysprache oder stellen erst kürzlich erworbene Fähigkeiten wieder zurück, brauchen zum Beispiel vorübergehend wieder eine Windel.

So können Sie helfen

Viele Kinder haben nach traumatischem Stress eine Zeit lang ein erhöhtes Bedürfnis nach Absicherung, brauchen Zuspruch und Unterstützung bei Dingen, die sie vor dem Ereignis schon allein bewältigen konnten und allgemein viel mehr körperliche Zuwendung und Ermutigung. Viele gehen einen Schritt zurück auf eine bereits hinter sich gelassene Entwicklungsstufe und machen sich klein. Das kann ein vorübergehender Zustand sein, der letztlich neue Kräfte freisetzt. Deshalb darf das Zurückfallen keinesfalls als mutwillig verstanden und bestraft werden. Dieses Symptom ist aus der Not geboren und stellt in aller Regel keine dauerhafte Veränderung dar. Kinder wollen wachsen! Sobald wieder Kraft und Sicherheit spürbar sind, wird Ihr Kind dorthin zurückfinden.

Ausraster

Neu auftretende oder verstärkte Aggressivität kann ebenfalls Folge der Traumabelastung sein. Diese heftigen Gefühlsausbrüche können sich vielleicht ganz ohne bestimmte Zuordnung oder aber auch mit klarem Auslöser und »Adresse« zeigen. Manchmal sind Gefühle dabei gar nicht einzeln zu benennen, sondern bilden einfach einen großen unerträglichen Gefühlsklumpen, der irgendwann explodiert. Das kann Angst machen – den Kindern und den Bezugspersonen.

Für die Ausraster kann es zweierlei Ursachen geben: Sie sind Teil eines Trauma-Alarms (siehe auch »Begegnen Sie Trauma-Alarmen« ab Seite 41) oder passieren, weil durch die Daueranspannung der Geduldsfaden schneller reißt – und Emotionsregulation ohnehin noch ein Übungsfeld ist.

So können Sie helfen

Sagen Sie, was passiert. Fühlen Sie mit. Bitte bedrängen oder erziehen Sie Ihr Kind nicht in diesen Situationen. Gewähren Sie ihm ausreichend Abstand, aber lassen Sie es auch nicht allein.

Versuchen Sie es mit der Haltung: »Das war nur eine Bodenwelle, alles in Ordnung. Ich bleibe bei dir und passe auf, bis es wieder besser ist.«

Nehmen Sie nichts persönlich, seien Sie nicht nachtragend. Das funktioniert genau in dieser Reihenfolge: Wenn Sie es nicht persönlich nehmen, müssen Sie es auch nicht nachtragen.

Sorgen Sie auch vorsorglich dafür, dass immer wieder Energie abgebaut werden kann, zum Beispiel durch Bewegung.

Unwohlsein und Schmerzen

Kinder nehmen Belastung unterschiedlich stark auch körperlich wahr. Manche Kinder klagen darüber, dass sie sich unwohl fühlen, andere benennen Schmerzen. Manchmal sind diese gut zu lokalisieren, zum Beispiel im Bauch, im Kopf oder in den Muskeln, zum Beispiel den Beinen. Manchmal wechseln aber auch die Körperstellen, die weh tun, zuerst der Bauch, dann der Kopf, der kleine Finger, dann der Fuß …

So können Sie helfen

Körperliche Reaktionen auf Belastung sind keine Seltenheit. Dennoch sollten Sie Schmerzen, über die Ihr Kind klagt, unbedingt ärztlich abklären lassen. Informieren

Sie behandelnde Personen unbedingt über das vorangegangene belastende Ereignis.
Auch wenn es keine medizinisch erkennbare körperliche Ursache für die Schmerzen gibt, geben Sie Ihrem Kind bitte nicht das Gefühl, die Beschwerden seien nicht ernst zu nehmen oder »nicht echt«. Erklären Sie stattdessen, dass der Körper mit uns spricht und manchmal durch Schmerzen erzählt, dass alles gerade zu viel ist. »Antworten« Sie dem Körper und überlegen Sie zusammen mit Ihrem Kind, was jetzt guttun kann: eine Wärmflasche, etwas Kuscheliges, Weiches, Kühles oder eine Hand auf der schmerzenden Stelle?

Erschütterung ab dem Kindergartenalter

Rückzug und Einschränkung

Manchmal müssen Kinder nach einem massiven Ereignis vorübergehend ihr Leben sehr überschaubar halten. Selbst Kinder, die normalerweise aktiv eingebunden und eher unternehmungslustig sind, ziehen sich vielleicht eine Zeit lang aus Beziehungen oder Aktivitäten zurück. Dinge, die bisher Freude machten, interessieren vielleicht nicht wie gewohnt oder werden nach kurzer Zeit der Beschäftigung zur Seite gelegt. Kinder wollen sich nicht mit Gleichaltrigen treffen, bleiben lieber zu Hause und möchten ihre Ruhe haben. Gleichzeitig halten sie es schlechter aus, allein zu sein. Dieser Zwiespalt zwischen Rückzug und Absicherung kann dazu führen, dass sie klammern und gleichzeitig »kratzbürstig«, gereizt und unzufrieden sind. Das kann schwer auszuhalten sein.
Bei manchen Kindern verändert sich deutlich wahrnehmbar das Spielverhalten. Sie spielen weniger, deutlich eingeschränkt in der Ausgestaltung des Spiels oder mit wenig Bereitschaft, etwas Neues auszuprobieren.
Manche Kinder ziehen sich direkt zurück, andere indirekt, etwa indem sie äußern, dass sie befreundete Kinder plötzlich »doof« finden, genervt oder abweisend reagieren, wenn diese etwas von ihnen wollen oder die unterschiedlichsten Begründungen finden, warum kein gemeinsames Spiel oder Treffen möglich ist.

So können Sie helfen

Das Bedürfnis, sich zurückzuziehen, kann aus Überlastung und einem erhöhten Sicherheitsbedürfnis entspringen. Manchmal ist es eine Zeit lang sinnvoll für die kindliche Psyche, die Welt klein zu halten, um sie gut im Blick zu haben. Und in der ersten

Zeit kann es durchaus für alle angenehm und tröstlich sein, einfach nur zusammenzurücken. Erklären Sie, dass es ganz normal ist, wenn manchmal »weniger« angenehmer ist und der Kopf bisweilen mehr Ruhe und Übersicht braucht, um sich auszuruhen.

Wenn die Tendenz zum Rückzug über Wochen und Monate anhält oder sich immer weiter ausweitet, zwingen oder drohen Sie bitte nicht. Das macht noch mehr Stress und verstärkt das Absicherungsbedürfnis weiter. Bieten Sie immer wieder kleine Schritte an und ermutigen Sie, Dinge (wieder) auszuprobieren. Werden Sie kreativ in Ihren Überlegungen, wer oder was ein Gefühl von Verbundenheit und Sicherheit vermitteln kann, und tauschen Sie sich auch mit Bezugspersonen im Kindergarten über Beobachtungen und Strategien aus. Sollte Ihr Kind nachhaltig Probleme haben, in seinen normalen Alltag zurückzufinden, holen Sie sich Unterstützung und Rat (siehe »Hilfreiche Adressen« im Anhang, ab Seite 186).

Ängstlichkeit

Viele Kinder haben durch das erlebte (und vielleicht weiter anhaltende) Gefühl von Hilflosigkeit mit Verunsicherung und Ängsten zu kämpfen. Dabei können bestehende Ängste verstärkt werden oder neue auftauchen.

Manche Kinder zeigen Angst davor allein auf die Toilette zu gehen, oder die Angst vor der Dunkelheit oder dem Alleinbleiben verstärkt sich. Das kann dazu führen, dass es problematisch wird, allein ein- oder durchzuschlafen oder dass das Zubettgehen hinausgezögert wird. Die Folge: Betroffene Kinder fühlen sich morgens unausgeruht und noch angespannter. Manche Kinder möchten am liebsten nur in sehr vertrauter Umgebung sein, reagieren irritiert und verunsichert auf alles Fremde. Sie vermeiden fremde Orte, den Kontakt zu unbekannten Menschen, probieren unbekannte Tätigkeiten nicht aus.

So können Sie helfen

Vermehrte Unsicherheit beim Kind mit verstärkten alten oder auch neuen Ängsten kann im Umgang sehr anstrengend sein. Machen Sie sich klar, dass der Kopf das Gefühl von Unsicherheit, das aus dem Ereignis stammt, in die jetzige Situation überträgt und anscheinend gerade noch nicht zur Ruhe bringen kann. Schimpfen oder Strenge machen das Problem in aller Regel nur noch größer, denn das Gefühl von Überforderung und Hilflosigkeit wird durch einen Konflikt mit den Bezugsper-

sonen für das Kind nur noch bedrohlicher. Bagatellisieren Sie die Angst Ihres Kindes nicht, denn das schadet dem Gefühl von Verbundenheit. Trösten Sie aber auch nicht so, als drohe wirklich Gefahr, denn das bestätigt die Angst. Finden Sie Worte für das, was geschieht, und erklären Sie Ihrem Kind, dass es Zeiten gibt, in denen der Kopf und das Herz mehr Schutz und Nähe brauchen. Dass das in Ordnung ist, dass es wieder vorbeigeht und nicht bedeutet, dass gerade wirklich irgendetwas gefährlich ist. Unterstreichen Sie in der aktuellen Situation liebevoll Hinweise auf Sicherheit und bleiben Sie dabei selbst so ruhig und zugewandt wie möglich.
Ermutigen Sie Ihr Kind, ängstigende Situationen auszuhalten, und loben Sie allein jeden Versuch kräftig. Wenn es nicht gelingt, überlegen Sie neu, wie Sie durch Ermutigung und Kreativität, nicht durch Zwang, ans Ziel kommen – dann können gemeinsame Erfolgserlebnisse entstehen.
Probieren Sie eine Übung aus, die dabei hilft, die Anspannung zu senken und aus der Angst herauszukommen (siehe »Angst und Erstarrung beenden«, ab Seite 172).

Trennungsangst

Nach übergroßer Belastung ist für die Psyche Überblick über Vertrautes und eine enge Verbindung zu Schutzpersonen wesentlich attraktiver als alles Neue. Der Kopf ist auf Absicherung, nicht auf Abenteuer eingestellt. Das kann dazu führen, dass Kinder ihre Bezugspersonen nicht aus den Augen lassen und sich, so gut es geht, durch Anklammern oder massiven Protest bei Trennung, abzusichern versuchen. Selbst wenn Abschiede vor dem Ereignis in der Regel schon recht problemlos geklappt haben, kann es nun dazu kommen, dass Trennungen nicht mehr so einfach akzeptiert werden und eine Zeit lang sogar zu größter Not führen.

So können Sie helfen

Vermeiden Sie in der ersten Zeit allzu häufige unnötige Trennungen. Dadurch geben Sie Ihrem Kind die Chance, sein Stresssystem ein wenig herunterzufahren und nicht häufiger als notwendig alarmiert zu werden. Lassen Sie Ihr Kind bei notwendigen Trennungen unbedingt wissen, wohin Sie gehen und wann Sie wieder da sein werden. Halten Sie sich an diese Verabredungen.
Machen Sie selbst kein großes Thema aus der Trennung, lassen Sie stattdessen vielleicht einen »Platzhalter« bei Ihrem Kind, strahlen Sie Zuversicht aus und sagen Sie zum Beispiel: »Ich habe eine gute Idee, wie wir es heute hinbekommen, dass

ich für eine Stunde weggehen werde. Schau, mein Schal bleibt bei dir, und du hast ihn die ganze Zeit bei dir, während du mit Onkel Jörg das schöne Bild fertig ausmalst.« Stellen Sie dann zum Beispiel eine Eieruhr auf eine Stunde ein, um sichtbar zu machen, was schon geschafft ist.

Verabschieden Sie sich auf jeden Fall von Ihrem Kind, wenn Sie wegmüssen. Manchmal erscheint es schonend oder verlockend, sich einfach unbemerkt davonzuschleichen, insbesondere wenn die letzten Trennungen bereits sehr schwierig waren. Tun Sie das bitte nicht! Ein solches Täuschungsmanöver erhöht die Unsicherheit Ihres Kindes noch mehr. Verabschieden Sie sich kurz, lieb aber entschlossen. Planen Sie für die Zeit nach dem Abschied eine möglichst angenehme Beschäftigung für Ihr Kind, sodass es ihm leichtfällt, sich nach Ihrem Gehen zu beschäftigen und auf eine Ablenkung einzulassen.

Traumatischer Stress ab dem Schulalter

Schulkinder zwischen etwa sieben und zwölf Jahren denken schon ganz anders und auch mehr über sich und die Welt nach als jüngere Kinder. Ein stetig wachsendes Interesse daran, wie das Leben funktioniert, in Verbindung mit einem größeren Ausdrucksvermögen bestimmen jetzt Wahrnehmung und Fragen. Die Kinder haben ein Bild von sich und der Welt und besitzen eine gewisse Klarheit über Ursache und Wirkung, selbst wenn das Denken immer noch mehr oder weniger magisch gefärbt ist.

Auch wenn sich viele Dinge in diesem Alter anders erschließen, klarer und einfacher zu besprechen scheinen als vorher, haben Kinder noch nicht unbedingt eine sichere Vorstellung davon, dass Gefühlszustände sich wandeln. Schmerzhaftes fühlt sich unter Umständen an, als bliebe es »für immer«.

Trauma-Alarm ab dem Schulalter

Häufiges Erwähnen

Manche Kinder schildern immer wieder einzelne Aspekte oder ganze Sequenzen des Ereignisses, ihre Gedanken kreisen immer und immer wieder um dieselben Fragen und Inhalte. Möglicherweise sind die Schilderungen von Gefühlen begleitet – vielleicht aber auch nicht so sehr, wie Sie erwarten würden.

So können Sie helfen

Hören Sie Ihrem Kind zu und bleiben Sie ganz bei seinen Schilderungen. Rutschen Sie nicht versehentlich in Ihre eigene Belastungsgeschichte ab, in diesen Momenten braucht Ihr Kind Sie mitfühlend und zuhörend. Wenn die Schilderung Ihres Kindes von schmerzhaften Gefühlen begleitet ist, versuchen Sie nicht, es sofort aufzuheitern, oder vom Thema abzulenken. Es ist wichtig, dass das Ereignis besprochen und erzählt werden darf. Achten Sie während der Schilderung auf den Stresslevel Ihres Kindes. Auch eine Geschichte, die in Tränen endet, kann etwas lösen oder ordnen.

Greifen Sie nur dann unterbrechend ein, wenn Sie merken, dass die Anspannung immer weiter steigt oder sich ein Not-Aus ankündigt.

Achten Sie darauf, ob es Lücken, Unklarheiten oder angedockte falsche Aspekte in der Geschichte gibt, die besprochen werden sollten.

Die Geschichte geht nicht aus dem Kopf

Vielleicht leidet Ihr Kind darunter, dass Bilder oder Erinnerungsfetzen aus der Traumasituation immer wieder in Gedanken oder vor seinem inneren Auge auftauchen und sich nicht wegschieben lassen. An etwas denken zu müssen, ohne es zu wollen, kann ein starkes Gefühl von Hilflosigkeit und sogar Angst den Verstand zu verlieren, auslösen. In der Zeit kurz vor dem Einschlafen, wenn der Kopf keine Ablenkung mehr hat oder schon müde ist, tritt dies unter Umständen verstärkt auf.

So können Sie helfen

Mitzuerleben, wie belastend unfreiwilliges Erinnern ist, kann verunsichern und emotional sehr nahegehen.

Bleiben Sie selbst möglichst ruhig und versichern Sie Ihrem Kind, dass diese Eindrücke zwar unter Umständen bedrohlich wirken und sehr unangenehm sind, dass aber keine Gefahr von ihnen ausgeht. Erklären Sie, dass die Bilder und Eindrücke, auch wenn sie sich ganz anders als normale Erinnerungen anfühlen, gerade nicht real passieren und auch kein Zeichen dafür sind, »verrückt zu werden«. Verwenden Sie die Erklärungen, die auf Seite 38 beschrieben sind.
Machen Sie Ihrem Kind verständnisvoll Mut, dass es wieder anders werden wird. Der Kopf muss noch aufräumen; mit der Zeit werden die Bilder einen Platz finden und zur Ruhe kommen. Viele Kinder erleben es als entlastend, wenn sie ihrem Kopf während dieses Aufräumens aus eigener Kraft kleine Verschnaufpausen geben können. Dabei helfen Dinge, die die Wahrnehmung ganz bewusst lenken, wie zum Beispiel »Wimmelbücher« mit Suchaufgaben, Zahlenbilder wie »Von Punkt zu Punkt«, die es für alle Altersklassen gibt oder Spiele, – auch auf dem Computer oder Handy – die die Aufmerksamkeit binden, ohne Stress oder Leistungsdruck zu erzeugen.

Vermeiden ab dem Schulalter

Aus dem Weg gehen und sich wehren

Vielleicht ist eine der stärksten Reaktionen, die Sie bei Ihrem Kind wahrnehmen, dass es möglichst jeden Punkt auf dem Traumasteckbrief vermeidet oder sich zumindest darum bemüht (siehe Kapitel 1.1. ab Seite 28). Bei Konfrontation kommt es vielleicht zu teils heftigen emotionalen Reaktionen bis hin zu Wutausbrüchen oder heftigem Weinen.
Die Strategien zur Vermeidung sind dabei vielfältig und können sich sowohl auf äußere Auslöser (Gespräche oder Menschen) als auch auf innere Auslöser (Gedanken, Gefühle oder Erinnerungen) beziehen. Vielleicht wechselt Ihr Kind das Thema, wenn es um das geht, was geschehen ist, oder es verlässt den Raum. Vielleicht verweigert es sich schlichtweg, vielleicht findet es aber auch Ausreden, um bestimmten Orten, Menschen oder Situationen aus dem Weg zu gehen. Manche vermeiden Gefühle von Unsicherheit, indem sie nichts mehr dem Zufall überlassen, alles genau planen und kontrollieren und auf Abweichungen aufgelöst oder aggressiv reagieren. Oder sie bauen eine innere Distanz zum Trauma-Ereignis auf und halten die Belastung durch eine Entfremdung von der eigenen Geschichte auf Abstand. Dann wirkt vielleicht alles, was mit dem Trauma zu tun hat, wie abgespalten oder als stünde es in keinerlei emotionaler Verbindung zum Kind.

So können Sie helfen

Viele Bezugspersonen gehen aus Sorge, dass Vermeidung zu Verdrängung führen und später großen Schaden anrichten kann, über die Grenzen dessen, was ihr Kind gerade ertragen kann. Machen Sie sich frei von dieser Sorge und zwingen Sie Ihr Kind nicht, sich stärker mit dem Geschehenen auseinanderzusetzen, als es gerade aushält. Vermeiden kann jetzt erst einmal einen durchaus schützenden Charakter haben und dem Kind das Gefühl vermitteln, sich vor zu heftigen ängstigenden Gefühlen in Sicherheit bringen zu können. Formulieren Sie Verständnis und Anerkennung, dass Ihr Kind gut auf die eigenen Kräfte achtet und sich vor dem belastenden Thema schützen möchte.

Lassen Sie aber nicht zu, dass sich die Vermeidung völlig verselbstständigt. Besprechen Sie mit Ihrem Kind, dass die Sorge des Kopfes vor Trauma-Alarmen dazu führen kann, immer stärker auszuweichen. Versuchen Sie zu erklären, wie Trauma-Alarme entstehen und wie gut mit ihnen umgegangen werden kann. (siehe »Erklären Sie, was passiert«, Seite 38, und »Begegnen Sie Trauma-Alarmen«, Seite 41)

Daueranspannung ab dem Schulalter

Schwierigkeiten mit der Konzentration

Manchen Kindern gelingt es wegen der hohen Anspannung nur schwer still zu sitzen, sich zu fokussieren oder konzentriert bei einer Sache zu bleiben. Das kann zum Beispiel auf die Hausaufgaben, vielleicht aber auch auf Dinge zutreffen, die bisher leichtfielen und Freude bereiteten (Spiele, Basteln, Filme, Hörspiele hören ...). Viele Kinder wirken zerstreut oder unaufmerksam und haben Probleme, ihre gewohnte Lernleistung zu erbringen.

So können Sie helfen

Der große Alarm macht es dem Kopf schwerer, sich zu konzentrieren. Besprechen Sie mit Ihrem Kind, dass der Kopf gerade noch auf »Hochtouren« läuft und dass es wieder leichter werden wird. Signalisieren Sie, dass es sehr verständlich ist, dass der Kopf gerade »anders tickt«, ohne jedoch das Problem zu bagatellisieren. Die ständige Anspannung kann sehr unangenehm sein. Verwechseln Sie in dieser Zeit keinesfalls »nicht können« mit »nicht wollen«.

Beziehen Sie die Schule und den Hort mit ein. So ermöglichen Sie den Bezugspersonen in den Einrichtungen, in denen Ihr Kind gerade mit den gleichen Schwierigkeiten zu kämpfen hat, ein gutes Verständnis und abgestimmtes Vorgehen.

Erschütterung ab dem Schulalter

Rückzug

Vielleicht zieht sich Ihr Kind aus Beziehungen oder Abläufen zurück, will nicht in die Schule gehen oder sich nicht mit Freundinnen und Freunden treffen. Es zeigt vielleicht ein vermindertes Interesse an seinen normalen Aktivitäten oder bringt nur geringe Energie für Verabredungen oder Aktivitäten auf.

Manche Kinder wollen jetzt am liebsten zu Hause sein und in Ruhe gelassen werden, halten die Ruhe aber gleichzeitig kaum aus. Dinge, die sonst Freude machen, interessieren wenig oder gar nicht mehr. Das kann dazu führen, dass Kinder sich sehr unglücklich und immer irgendwie »dazwischen« fühlen und Trost sehr schwerfällt.

So können Sie helfen

Erklären Sie, dass das Ereignis viel Kraft gekostet hat und dass es eine Zeit lang ganz verständlich ist, sich »verkriechen« und die Decke über den Kopf ziehen zu wollen, um Kraft zu sparen. Bleiben Sie liebevoll aufmerksam und versuchen Sie die Gründe, die Ihr Kind für den Rückzug hat, zu verstehen. Steckt Erschöpfung hinter dem Verhalten, oder sind eher Ängste der Auslöser? Lesen Sie bitte auch die Hinweise zu diesem Thema im Tabellenteil für Kindergartenkinder (siehe ab Seite 57).

Besprechen Sie, dass Pausen wichtig und erlaubt sind, und versuchen Sie, diese im Gespräch gemeinsam mit Ihrem Kind aktiv zu gestalten, zum Beispiel »diese Woche eine Pause vom Fußballtraining« oder »Ausruhen statt Verabredung« zu vereinbaren. Durch eine aktive Entscheidung kann Ihr Kind üben, die eigenen Bedürfnisse zu erkennen, über diese zu sprechen und herauszufinden, was es gerade braucht. Das hilft dem Kopf mehr, als aus einem bloßen Überforderungsgefühl heraus auf Rückzug zu schalten.

Überlegen Sie zusätzlich, was dem Kopf dabei hilft, sich ruhiger und dem Herzen dabei hilft, sich sicherer zu fühlen. Routinen und vorhersehbare Abläufe bilden in dieser Zeit die Basis, auf der wieder Kraft für Unternehmungen und Aktivitäten gesammelt werden kann.

Scham und Schuld

Scham kann dazu führen, dass Kinder entweder nur sehr eingeschränkt oder gar nicht davon sprechen wollen, was ihnen passiert ist – oder aber eine ganz eigene Geschichte erzählen.
Gründe für dieses Verhalten können vielfältig sein. Manchmal ist die bloße Tatsache, dass gerade ihm so etwas passiert ist oder die Aufmerksamkeit, die das Thema erregt, für das betroffene Kind unerträglich. Manchmal ist zudem das Ereignis selbst schambesetzt, umfasst zum Beispiel körperliche oder intime Aspekte oder steht mit Themen in Verbindung, die das Kind unangenehme Reaktionen befürchten lassen, wie zum Beispiel Gewalt oder Suizid. Manchmal geht Scham auch Hand in Hand mit dem Thema Schuld und ist in der Angst begründet verurteilt zu werden, wenn andere erfahren, was geschehen ist.

So können Sie helfen

Häufig ist eine alternative Traumageschichte von Kindern aus der Angst geboren, sich bei Nachfragen nicht abgrenzen zu können. Nehmen Sie die Scham Ihres Kindes unbedingt ernst und signalisieren Sie – selbst wenn Sie unter normalen Umständen streng gegen Lügen jeder Art sind – Verständnis für die Not, die das Verhalten begründet.
Besprechen Sie mit Ihrem Kind, wie es deutlich zeigen kann, dass es über ein Thema nicht sprechen möchte. Vereinbaren und üben Sie dazu am besten einen ganz konkreten Satz wie: »Darüber will ich nicht sprechen« – und auch, dass das Kind sich einfach umdrehen und gehen darf, falls die fragende Person nicht ablässt.
Besprechen Sie außerdem, was eine Teilantwort, die zwar bei der Wahrheit bleibt, aber bestimmte Dinge außen vor lässt, sein könnte. Zum Beispiel kann ein Kind nur antworten, dass ein Angehöriger verstorben ist und die Umstände des Todes aussparen.
Lassen Sie Ihr Kind, ohne es bloßzustellen, wenn möglich zunächst bei seiner Geschichte bleiben und überlegen Sie dann gemeinsam, wie es anders auch gehen könnte. Vereinbaren Sie außerdem, welche Personen die wahre Geschichte entweder wissen müssen oder dürfen (nahestehende Bezugspersonen, medizinische oder juristische Fachkräfte etwa) und wie Sie Ihr Kind bei notwendigen Schilderungen unterstützen können. Lesen Sie auch »Wenn Schuldfragen zur Qual werden«, ab Seite 88.

Zweifel an sich und der Welt

Da Kinder in diesem Alter schon mehr über sich und die Welt nachdenken, kann es sein, dass die erlebte Erschütterung tiefe Zweifel an ihren Grundüberzeugungen auslöst. Dann grübeln sie über den Sinn des Lebens und den Tod nach, fühlen sich einsam und unverstanden und wirken depressiv, hoffnungslos, unglücklich und voller Schmerz. Manche Kinder weinen vielleicht leichter und häufiger, wirken gedrückt oder äußern sich negativ über Dinge, Menschen, Tätigkeiten oder auch sich selbst. Andere werden von Sorgen – ganz konkreten oder eher verschwommenen – gequält oder verlieren den Zugang zu ihrem früheren Selbstvertrauen.

So können Sie helfen

Lenken Sie nicht sofort ab, wenn Sie merken, dass Ihr Kind mit traurigen Gedanken und Gefühlen beschäftigt ist. Zeigen Sie Verständnis und räumen Sie der Verzweiflung einen Platz ein.

Erklären Sie, dass auch Sie es kennen, dass die Welt manchmal sehr dunkel und traurig wirkt und dass es sich dann so anfühlt, als könne es nie mehr besser werden. Stellen Sie diesem Verstehen Ihre Zuversicht und Erfahrung gegenüber, dass sich das Bild der Welt und auch die Gefühle mit der Zeit wieder ändern können und dass Sie da sind, um zuzuhören, zu trösten, Sorgen zu teilen und zu überlegen, welcher schöne Ausgleich gerade dabei helfen kann, auch leichtere Gefühle oder Trost zu erleben.

Traumatischer Stress bei Jugendlichen

Eigentlich sollte es Erwachsenen vergleichsweise leichtfallen, sich in das Erleben älterer Kinder und Jugendlicher – ab etwa zwölf Jahren – hineinzuversetzen, denn mit dem langsamen Erwachsenwerden wird es dem eigenen immer ähnlicher.

Allerdings sind »Teenies« natürlich vor allem ganz damit beschäftigt, sich abzulösen, auf eigenen Beinen zu stehen, Unterschiede zwischen sich und ihren Bezugspersonen zu betonen und ihren eigenen Weg zu finden. Das führt dann unter dem Strich doch wieder dazu, dass Erwachsene auch mit dieser Altersgruppe vielfach auf ihre Intuition angewiesen sind, da die Heranwachsenden alles andere wollen als über Gefühle oder Unsicherheiten sprechen, Hilfe brauchen oder Rat annehmen. Eine traumatisierende Erfahrung kann sie so in ein echtes zusätzliches Dilemma bringen: Alles in ihnen sagt eigentlich gerade: »Meine Eltern sind die Letzten, mit denen ich über meine Probleme sprechen möchte.« Und gleichzeitig spüren sie die enormen Kräfte der Belastung und nehmen deutlich wahr, dass sie Unterstützung brauchen.

Für mehr Informationen zu diesem Thema lesen Sie bitte zusätzlich zur folgenden Symptomauflistung auch »Traumatisierte Jugendliche – Verbindung und Orientierung altersgerecht anpassen«, ab Seite 112.

Trauma-Alarm bei Jugendlichen

Quälende Fragen oder Erinnerungslücken

Neben den für die jüngeren Alterskategorien beschriebenen Erscheinungsformen von Trauma-Alarmen beschäftigen viele Jugendliche die immer gleichen Fragen, zum Beispiel, ob das Geschehen vermeidbar gewesen wäre. Oder sie stoßen sich wieder und wieder an Erinnerungslücken im Hergang der Ereignisse, die durch das Not-Aus entstanden sind. Es kann sein, dass ein so großer Druck entsteht, dass Jugendliche alle verfügbaren Informationsquellen nutzen – auch eher ungeeignete –, um die Lücken zu füllen und den Kopf zur Ruhe zu bringen.

So können Sie helfen

Wenden Sie sich den quälenden Fragen Ihres Kindes zu. Erinnerungslücken auszuhalten ist nicht leicht, insbesondere wenn der Kopf zur selben Sache gespeichert hat, dass sie eine der wichtigsten des Lebens war. Durch ein bloßes, wenn auch gut gemeintes »Mach dir keine Sorgen« oder »Du machst dich nur selbst verrückt« wird der Kopf Ihres Kindes nicht ruhiger werden. Manchmal müssen Kinder den Hergang der Ereignisse einige Male hören, damit ihr Kopf die Informationssplitter von innen und die Informationen von außen zusammenfügen kann. Sprechen Sie ruhig. Eine Betonung der Gefühle in dieser Situation würde das Sortieren eher erschweren. Achten Sie auf die Detaildichte und vor allem darauf, ob das Durchgehen des Geschehens eher zu einer Beruhigung Ihres Kindes oder im Gegenteil in einen Trauma-Alarm führt. Bleiben Sie bei der Rekonstruktion der Geschichte nicht am schlimmsten Punkt stehen, sondern erzählen Sie immer auch, wie es weitergegangen ist. Wie Hilfe kam, wie Versorgung aussah, was dann geschah immer auch, dass das Ereignis vorbei ist und Ihr Kind sich heute lediglich erinnert.

Nicht alle Fragen werden Antworten finden – auch dieser Schmerz braucht einen Platz. Hier ist der Übergang zwischen »Lücken füllen« und »die Erschütterung aushalten« fließend. Geben Sie Raum für Tragik über das nicht Abwendbare und die Verzweiflung darüber, dass schlimme Dinge passieren. Nach einer Grenzerfahrung rücken diese Themen, die in diesem Alter ohnehin von großer Bedeutung sind, noch mehr in den Fokus. Signalisieren Sie, dass diese Themen dazugehören, wenn wir etwas sehr Erschütterndes erleben. Und auch, dass Sie, wenn gewünscht, da sind – mit oder ohne Gespräch. Manchmal kann es außerdem hilfreich sein, ganz bewusst bestimmte Zeiten einzuräumen, um nachzudenken und zu grübeln. Mit einem klaren Rahmen (zum Beispiel 30 Minuten lang oder in der Dauer einer bestimmten Musik-CD) gelingt es vielleicht, »Grübelzeiten« und »Pausenzeiten« einzurichten, damit die Themen nicht sich selbst überlassen auf Dauerschleife spielen und ständig Kraft kosten.

Vermeiden bei Jugendlichen

Orientierung außerhalb der Familie

Vielleicht wirkt Ihr jugendliches Kind »übercool«, ist viel mit Freunden unterwegs, feiert, äußert sich eher flapsig oder sogar abwertend über das, was passiert ist. Es belächelt vielleicht Ihre Sorgen und nimmt nur eingeschränkt am Leben der Familie teil.

So können Sie helfen

Seien Sie nicht gekränkt, sondern sprechen Sie aus, dass es gut und richtig ist, auszuwählen, wer einem gerade guttut, innerhalb und außerhalb der Familie.
Verwechseln Sie Coolness nicht mit Abgebrühtheit. In diesem Alter wird oft, solange die Kraft reicht, Belastung entweder mit sich selbst ausgemacht oder höchstens in die Gruppe der Gleichaltrigen eingebracht. Die spezielle Art des Umgangs, die Jugendliche dabei zeigen, kann für Menschen die nicht mehr in diesem Alter sind nur schwer nachvollziehbar sein, sogar unangemessen wirken. Das macht sie für Jugendliche nicht weniger wirkungsvoll oder stimmig.
Geben Sie Ihrem Jugendlichen bitte nicht das Gefühl, wählen zu müssen zwischen den Freundinnen und Freunden auf der einen und Ihnen auf der anderen Seite. Bleiben Sie stattdessen verständnisvoll und zugewandt, ganz ohne Forderung nach

Öffnung. Nur so kann sich Ihr Kind zu einem späteren Zeitpunkt oder mit einem Thema, das eben nicht in den Kreis der Gleichaltrigen gehört, an Sie wenden. Manchmal tut ohnehin das Halten des normalen Rahmens viel mehr Gutes als Gespräche über das Geschehen.

Lesen Sie auch »Traumatisierte Jugendliche – Verbindung und Orientierung altersgerecht anpassen«, ab Seite 112.

Daueranspannung bei Jugendlichen

Müdigkeit und Überreiztheit

Manchmal bringt die hohe Spannung, unter der Jugendliche nach einem traumatischen Lebensereignis stehen, ein Gefühl von tiefer Erschöpfung oder ständiger Müdigkeit mit sich; nicht selten bei einem gleichzeitigen Gefühl von innerer Unruhe und Angespanntheit.

Manche Kinder und Jugendliche erleben dies als ein ständiges »Aufgedrehtsein«, haben Probleme, zur Ruhe zu kommen, sich zu konzentrieren, ein- oder durchzuschlafen, fühlen sich gereizt oder berichten, dass sie verstärkt alte oder neue Ängste empfinden.

So können Sie helfen

Sich gleichzeitig müde und angespannt zu fühlen, kann sehr unangenehm sein. Manchmal vermischt sich die Müdigkeit durch die enorme Anspannung zusätzlich mit dem Not-Aus-Gefühl, das sich ganz ähnlich wie Müdigkeit anfühlen kann. Erklären Sie, dass gerade alles noch von der Wucht des Ereignisses durchgeschüttelt ist und der Kopf gerade gleichzeitig total erschöpft und immer noch alarmiert ist. Ermutigen Sie Ihr Kind, dass es nicht so bleiben wird und Kopf und Körper sich wieder erholen werden.

Schauen Sie im ersten Schritt gemeinsam, ob wirklich Ausruhen oder vielleicht doch eher Energieabbau gegen die übermäßige Spannung und Unruhe helfen kann. Gerade bei Jugendlichen kann es sein, dass es statt Ausruhen und »Rumgammeln« eher mehr Aktivität braucht, da sich trotz der Müdigkeit eigentlich viel zu viel Anspannung aufgestaut hat. Erklären Sie, dass einem erschöpften und gleichzeitig aufgekratzten Kopf und Körper Ablenkung ohne Anstrengung guttun kann, zum Beispiel Spiele ohne Gewinn- und Zeitdruck, Malaufgaben wie Mandalas oder »von

Punkt zu Punkt« für Jugendliche oder Erwachsene. Auch der gewohnte Sport oder einmal um den Block zu gehen mit einem schönen Hörbuch oder guter Musik auf den Ohren, kann dabei helfen. Überlegen Sie, welche Beschäftigung die Aufmerksamkeit sanft bindet oder etwas körperliche Spannung umsetzt, ohne aufzuregen oder echte Kraft zu kosten. Jugendliche erleben mit etwas Übung auf diese Weise häufig einen spürbaren Rückgang von Anspannung und Reizbarkeit.
Wenn Schlaf momentan schwierig und Ausruhen das Ziel ist, vermitteln Sie, dass auch Pausen erholsam wirken und überlegen Sie gemeinsam, wie diese gerade aussehen können. Lesen Sie bitte auch die Hinweise für jüngere Kinder ab Seite 57.

Wechselhaftes Verhalten

Bei manchen Jugendlichen zeigt sich die Erschütterung durch ein Zurückfallen in frühere Zustände. Vielleicht stecken Teenager dann plötzlich in einer Gefühlswelt und auch Steuerungsfähigkeit, die eigentlich einem sehr viel jüngeren Kind entspricht oder Sie beobachten Verhalten oder Bedürfnisse, die Ihnen eher aus vergangenen Zeiten mit Ihrem Kind vertraut sind. Auch wenn es widersprüchlich wirkt, kann dies zeitgleich oder abwechselnd mit ansonsten »coolem« Verhalten auftreten. Manche Jugendliche geraten auch in einen permanenten Wechsel zwischen altersgerechtem Verhalten, kindlichen Bedürfnissen und einem aus der Not geborenen Übererwachsensein.

So können Sie helfen

Gehen Sie sehr sensibel mit diesem Thema um. Es ist leicht nachzuvollziehen, dass Jugendliche ihre Bedürftigkeit und die Sehnsucht, sich bei ihren Bezugspersonen anzulehnen, oft beschämend finden. Halten Sie Ihrem Kind den scheinbaren Widerspruch zwischen »Teenie-Verhalten« und dem »Wieder-klein-Sein« nicht vor, unterstellen Sie keine »Berechnung«, verniedlichen Sie das Verhalten nicht – und benutzen Sie es in Auseinandersetzungen niemals als verletzende »Waffe«. Sollte Ihr Kind Verantwortung oder Aufgaben übernehmen, die eigentlich nicht seiner Rolle angemessen sind, reflektieren Sie sorgfältig, woran das liegen könnte. Bitte holen Sie sich dabei fachliche Unterstützung.

Körperliche Belastungszeichen

Manche Jugendliche reagieren stark körperlich auf Überlastung. Körperliche Beschwerden wie Bauch-, Rücken- oder Kopfschmerzen können ebenso vermehrt auftreten wie Schwindel, Kreislaufprobleme, Übelkeit oder ein verändertes Essverhalten. Gerade Schmerzen führen durch die muskuläre Anspannung häufig zu noch mehr Schmerzen, und ein Kreislauf aus Stress, Schmerz, Anspannung und noch mehr Schmerz entsteht.

Auch »Körpererinnerungen« aus der traumatisierenden Situation können im Zuge von Trauma-Alarmen immer wieder auftauchen.

So können Sie helfen

Wie auch für jüngere Kinder kann es für Jugendliche beruhigend sein, wenn Sie deutlich benennen, dass es absolut verständlich ist, dass der Körper auf das reagiert, was passiert ist. Manchen Jugendlichen ist dieser Zusammenhang sehr klar, manchen vielleicht ganz neu. Überlegen Sie in allen Fällen gemeinsam mit Ihrem Kind, was der Körper gerade vor allem braucht und vergessen Sie nicht Schmerzen immer auch medizinisch abklären zu lassen. Wenn es vor allem um Schwierigkeiten beim Essen geht, erklären Sie, dass Stress neben Übelkeit, sowohl weniger als auch viel mehr Hunger machen kann und der Körper gerade versucht wieder ins Gleichgewicht zu kommen. Machen Sie Mut, dass es wieder leichter werden wird. Lesen Sie bitte auch »Wenn der Körper nicht mehr zur Ruhe kommt«, ab Seite 86, um entscheiden zu können, ob Sie fachliche Unterstützung hinzuziehen sollten.

Gefährliches Konsum-, Ess-, oder selbstverletzendes Verhalten

Manchmal können Versuche, die dauerhaft unerträglich hohe Spannung abzubauen, Grenzen überschreiten und gefährlich werden. Dann entgleist vielleicht das Konsumverhalten, etwa mit dem Gebrauch von weichen oder auch härteren Drogen oder endlosem Spielen auf dem Computer, das Essverhalten verändert sich oder selbstverletzendes Verhalten wird als Werkzeug zur Selbststeuerung eingesetzt.

So können Sie helfen

Egal ob Sie diese Art von Verhalten zum ersten Mal bei Ihrem Kind bemerken oder ob es sich um eine ungünstige Bewältigungsstrategie handelt, mit der es schon frühere Erfahrungen gibt – holen Sie sich bitte Unterstützung zur Einschätzung und zum Umgang mit diesen Themen.
Lesen Sie bitte auch »Wenn Verhalten gefährlich wird«, ab Seite 90.

Erschütterung bei Jugendlichen

Sinnfragen stellen

Manchmal stehen nach einem Trauma sehr tiefgreifende Themen wie der Sinn des Lebens und der (eigene) Tod im Mittelpunkt der Überlegungen und des Empfindens von Jugendlichen. Manche Jugendliche wirken depressiv oder hoffnungslos und fühlen sich einsam, fremd und unverstanden.

So können Sie helfen

Signalisieren Sie, dass diese schwierigen Themen dazugehören können, wenn etwas Erschütterndes geschehen ist und dass Sie mit Ihrem Kind fühlen. Bieten Sie an zuzuhören, zu trösten und die Last mit Ihrem Kind gemeinsam zu tragen. Machen Sie dabei deutlich, dass Sie auch da sind, wenn Ihr Kind nicht über seine Gedanken und Gefühle sprechen möchte – und erkennen Sie den richtigen Zeitpunkt, um externe Hilfe hinzuzuziehen. Siehe auch »Wenn die Welt immer dunkler wird« und »Wenn Suizidalität auftritt« ab den Seiten 84 und 94.

3. Sturm, der sich nicht mehr legt – wenn Traumafolgen bleiben

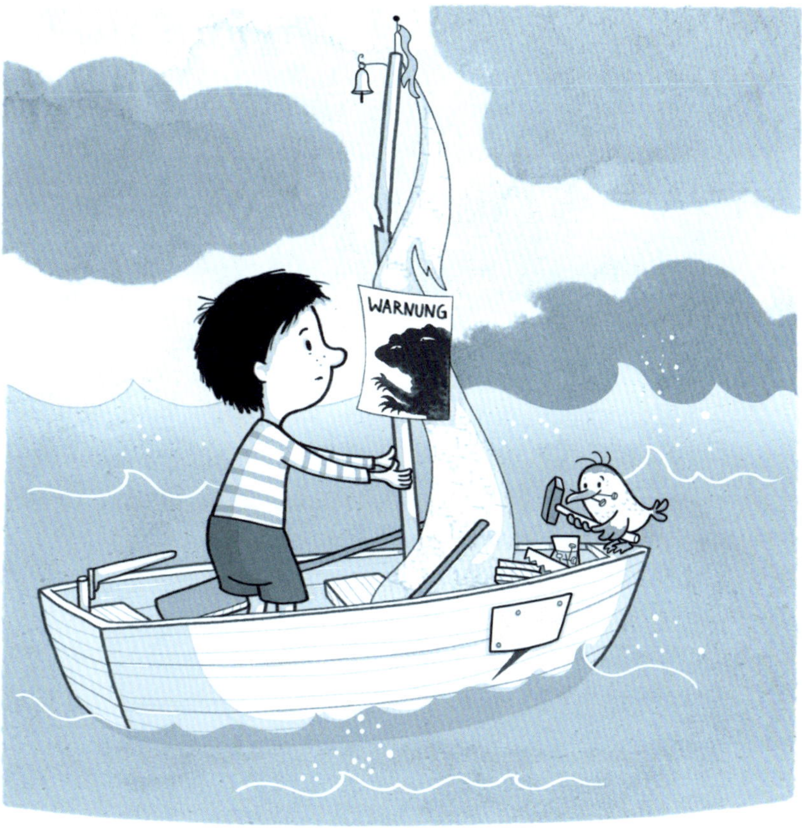

Was ist nur los? Das Seefahrerkind ist völlig verändert, die Welt kein schöner Ort mehr. Der Sturm hat tiefe Spuren hinterlassen, die Kopf, Herz und Körper zeichnen. Allein hat es diesem allgegenwärtigen Ungetüm nichts mehr entgegenzusetzen. Mit letzter Hoffnung macht es sich auf, Hilfe zu suchen.

3.1. Wann weitere Hilfe notwendig ist

Wie ein roter Faden zieht sich Individualität durch das Thema Trauma. So vielfältig die Einflussfaktoren vor, während und nach dem Sturm sind, so individuell ist der Verarbeitungsweg.

Ein paar Belastungsfolgen sollten dabei sehr sorgfältig im Auge behalten werden, denn sie sind dafür bekannt, sich festsetzen zu können, weitere Symptome nach sich zu ziehen und damit die Bewältigungsfähigkeit nachhaltig zu überfordern. Deshalb befasst sich das folgende Kapitel mit der Frage, woran Sie erkennen, dass Ihr Kind weiterführende und professionelle Hilfe bei der Verarbeitung braucht.

Dazu gehört ein anhaltendes Erleben von Überlastung genauso wie bestimmte Symptombilder, die sich nach dem Trauma ausbilden und festsetzen können, und einige weitere Themen, die die Heilung hemmen oder bereits Zeichen für eine erschwerte Verarbeitung sind. Viele der geschilderten Symptome und Verhaltensweisen gelten als Risikofaktoren füreinander, treten Hand in Hand auf – oder ein Symptom führt zum nächsten. Verschaffen Sie sich also einen guten Überblick, um einen wachen Blick auf die Verarbeitung und Entwicklung Ihres Kindes haben zu können.

Bitte machen Sie sich unbedingt schon vor dem Eintreten eines Notfalls kundig, wer in Ihrem Bereich wann zuständig und wie verfügbar ist! Anregungen zur Recherche finden Sie im Anhang dieses Buches ab Seite 186.

Wenn Leid hilflos macht

Manchmal geht es gar nicht in erster Linie um konkrete Symptome, sondern um die Hilflosigkeit, die durch Leid entstehen kann. Sollten Sie merken, dass einer oder mehrere der folgenden Punkte auf Sie und Ihr Kind zutreffen, holen Sie sich Unterstützung.

Anzeichen dafür, dass Sie und Ihr Kind professionelle Hilfe brauchen

- Sie haben den Eindruck, dass Ihr Kind in wichtigen Lebensbereichen ***eingeschränkt*** bleibt und darunter leidet.
- Sie spüren, dass Sie bei der Einschätzung der Verarbeitung Ihres Kindes an Ihre ***Grenzen*** stoßen und sich dabei Hilfe wünschen.
- Sie fühlen sich bei der Unterstützung Ihres Kindes immer wieder ***hilflos und überfordert***.
- Sie erleben, dass Ihre ***eigene Belastung*** so groß ist, dass Sie selbst kaum noch stabil stehen können.
- Es geht um ***existenzielle Themen,*** wie zum Beispiel Tod, Gewalt oder Suizid, die den starken Impuls in Ihnen auslösen, Ihr Kind zu schützen, und Sie laufen Gefahr, diese Themen auszuklammern.

Wenn Trauma-Alarme nicht aufhören

Wenn Sie eine ***Kombination der folgenden Hinweise*** an Ihrem Kind wahrnehmen und im Verlauf bemerken, dass sich dieses Bild nicht mehr verändert, sondern eher immer mehr verfestigt, kann es sein, dass sich eine ***Posttraumatische Belastungsstörung*** entwickelt hat. Diese wird sich aus eigener Kraft oder durch Abwarten nur schwerlich zurückbilden, bitte holen Sie fachlichen Rat und Hilfe ein.

Anzeichen für eine Posttraumatische Belastungsstörung

- Ihr Kind erlebt Inhalte des Traumas in Schilderungen, Träumen oder im Spiel wieder. Außerdem kommt es zu ***Trauma-Alarmen*** mit sich aufdrängenden Trauma-Aspekten und Flucht-, Kampf- oder Not-Aus-Handlungen.
- Sie bemerken, dass Ihr Kind mögliche Auslöser für einen Trauma-Alarm ***vermeidet*** oder zu vermeiden sucht und bei Konfrontation belastet reagiert.
- Ihr Kind steht unter ***Daueranspannung***, die sich im Denken, Fühlen, Handeln oder dem Körper zeigt.
- Die ***Erschütterung*** durch das Trauma führt bei Ihrem Kind zu deutlich vermehrten negativen Gefühlszuständen, anhaltendem Leid und Einschränkung.

Wenn die Welt immer dunkler wird

Wenn Sie eine ***Kombination aus mehreren der folgenden Hinweise*** an Ihrem Kind wahrnehmen und im Verlauf bemerken, dass sich dieses Bild nicht mehr verändert, sondern eher immer mehr verfestigt, kann es sein, dass sich eine Form von ***Depression*** entwickelt hat. Diese wird sich aus eigener Kraft oder durch Abwarten nur schwerlich zurückbilden, bitte holen Sie fachlichen Rat und Hilfe ein.

Bitte lesen Sie in diesem Falle auch den Abschnitt »Wenn Suizidalität auftritt«, ab Seite 94.

Anzeichen für eine Depression

- *Verändertes Denken und Fühlen* mit folgenden Begleiterscheinungen:
  - stille, gedrückte oder vorwiegend negative Stimmung
  - Freud- und Hoffnungslosigkeit, vermehrte Auseinandersetzung mit dem Thema Tod
  - Entfremdung von den eigenen Empfindungen oder dem eigenen Leben mit Gefühlen von Stumpfheit oder Betäubtsein
  - Weinen ohne benenn- oder erkennbaren Auslöser
  - geschwächtes Selbstwertgefühl
  - starke Beschäftigung mit dem Thema Schuld (siehe auch »Wenn Schuldfragen zur Qual werden«, ab Seite 88)
  - Schwierigkeiten, sich zu konzentrieren oder Entscheidungen zu fällen
  - ungewohnt starke Reizbarkeit
  - Rastlosigkeit oder Verlangsamung
- *Interessenverlust und Zweifel* an
  - sich selbst
  - dem Leben und der Zukunft
  - Beziehungen
- *Anhaltende körperliche Symptome* (bei denen abgeklärt ist, dass kein medizinischer Grund vorliegt)
  - Müdigkeit, wenig Energie, Antriebslosigkeit
  - Kopf-, Bauch- oder andere Schmerzen (siehe auch »Wenn der Körper nicht mehr zur Ruhe kommt«, ab Seite 86)
  - verändertes Ess- und Schlafverhalten (siehe auch »Wenn sich Essverhalten verändert«, ab Seite 92)

Wenn Angst um sich greift

Alle Kinder durchleben zu bestimmten Zeitpunkten ihrer Entwicklung angstbesetzte Phasen, deren Inhalte sich mit dem Alter und der kognitiven Entwicklung verändern. Charakteristisch für diese normal auftretenden Ängste ist, dass sie vergleichsweise mild sind, vorübergehend auftreten und einen Bezug zum Entwicklungsstand des Kindes oder Jugendlichen haben. In Abgrenzung gibt es Ängste, die über dieses normale Maß im Zuge einer gesunden Entwicklung hinausgehen, vermehrt nach traumatischen Lebensereignissen auftreten und die zu nachhaltiger Lebenseinschränkung beim betroffenen Kind führen.

Wenn Sie eine ***Kombination aus mehreren der folgenden Hinweise*** an Ihrem Kind wahrnehmen und im Verlauf bemerken, dass die auftretenden Ängste immer mehr Raum einnehmen, besonders stark auftreten, über mehrere Wochen oder Monate anhalten und die normale Entwicklung des Kindes beeinträchtigen, kann es sein, dass sich eine Form der ***Angsterkrankung*** entwickelt hat. Bitte holen Sie sich dann fachlichen Rat und Hilfe.

Anzeichen für eine Angsterkrankung

- Ihr Kind ***äußert Ängste*** und sagt zum Beispiel:
  - »Ich habe Angst, dich niemals wiederzusehen.«
  - »Ich denke ständig, dass noch etwas Schlimmes passieren wird.« Oder:
  - »Ich habe Angst, dass die anderen Kinder alle komisch zu mir sind.«
- Ihr Kind beschreibt immer wieder ***körperliche Symptome*** (bei denen abgeklärt ist, dass kein medizinischer Grund vorliegt) wie:
  - Bauchschmerzen oder Übelkeit
  - Kopfschmerzen oder Schwindel
  - Schlafprobleme oder Müdigkeit
  - Herzklopfen
  - Muskelverspannungen
  - Schwitzen oder Zittern
- Sie erleben immer wieder angstbezogenes Verhalten bei Ihrem Kind:
  - Es weint, schreit, schlägt um sich, klammert sich bei Verabschiedungen an Ihnen fest oder erstarrt.
  - Es will nicht allein bleiben, rausgehen, einschlafen, woanders übernachten oder weigert sich, zur Schule zu gehen.
  - Es zieht sich zurück und versucht, angstbesetzte Situationen zu vermeiden.

Wenn der Körper nicht mehr zur Ruhe kommt

Kinder nach traumatischem Stress leiden häufig unter körperlichen Symptomen oder Schmerzen. Der Zusammenhang zwischen der Stressüberlastung und der anhaltenden Anspannung des Körpers liegt dabei auf der Hand.

Erschwerend kommt hinzu, dass viele Kinder nach einem Trauma mit erhöhter Angst zu kämpfen haben. Diese Angst verstärkt zum einen das Schmerzempfinden, zum anderen führt sie dazu, dass Kinder ängstlicher beobachten und interpretieren, was sie in Ihrem Körper wahrnehmen.

So gerät das System unter Umständen in einen Teufelskreis: Angst verschiebt die Körperwahrnehmung, so dass Schmerz im dauerangespannten Körper besonders intensiv und als bedrohlich wahrgenommen wird. Das macht wieder Angst und führt zu noch größerer Anspannung. Diese größere Anspannung macht wiederum mehr Schmerzen und eine noch intensivere und ängstlichere Wahrnehmung, was wieder zu Anspannung führt …

Wenn Sie eine ***Kombination aus mehreren der folgenden Hinweise*** an Ihrem Kind wahrnehmen, diese in Zusammenhang mit körperlichen Beschwerden oder Schmerzen auftreten, und Sie im Verlauf bemerken, dass sich das Bild nicht mehr verändert, sondern eher immer mehr verfestigt, kann es sein, dass sich eine ***somatoforme Störung*** entwickelt hat. Dieser Begriff bezeichnet eine durch die Psyche verursachte Körperstörung, die sich aus eigener Kraft oder durch Abwarten nur schwerlich zurückbilden wird. Bitte holen Sie fachlichen Rat und Hilfe ein.

Anzeichen für eine somatoforme Störung

- Körperliche Beschwerden oder Schmerzen, die nicht vergehen, ohne dass ein körperlicher Befund sie erklären könnte. Dabei können die Beschwerden klar lokalisiert, aber auch wechselhaft sein.
- Dauerhaft hohe körperliche Anspannung
- Neigung zu ängstlicher Selbstbeobachtung
- Schlafprobleme
- Rückzug und schlechtere Bewältigung des Alltags

Wenn ein Verlust den Boden wegzieht

Der Verlust eines bedeutsamen Menschen kann tief erschüttern, und die meisten Menschen erleben und zeigen danach spürbar Trauer.

Trauer ist ein komplexes Zusammenspiel aus vielen verschiedenen Faktoren. Vom Entwicklungsstand über das kognitive Todeskonzept bis zu den individuellen Vorerfahrungen, Bewertungen und dem Beziehungsrahmen spielen viele Dinge eine Rolle. Aufgrund dieser hohen Individualität sind auch die Erscheinungsformen und Aufgaben, die Trauer für große und kleine Menschen bereithält, sehr unterschiedlich und eine allgemeingültige Aussage darüber, was sich innerhalb oder außerhalb einer »Trauernorm« befindet, unzulässig. Sicher ist jedoch eines: Keinesfalls sind der Schmerz, den ein Todesfall mit sich bringt, per se eine Störung. Niemals ist die Trauer also das Problem, manchmal aber sehr wohl die Erschütterung, die durch den Verlust hervorgerufen wurde.

Risikofaktoren hierfür können Schwere und Umstände des Verlustes, überforderte Bewältigungsmöglichkeiten, oder eine Kombination aus diesen beiden Faktoren sein.

Besonders gefährdend wirken mehrfache und traumatische Verluste, eine vorbestehende Traumatisierung oder psychische Erkrankung oder ein sehr verstricktes oder zerrissenes Verhältnis zur verstorbenen Person.

Wenn Sie über Monate und an den meisten Tagen ***eine Kombination aus mehreren der folgenden Anzeichen*** bei Ihrem Kind wahrnehmen, sich diese nicht mehr verändern, sondern eher immer mehr verfestigen, kann es sein, dass der Verlust eine so tiefe ***anhaltende Erschütterung*** hervorgerufen hat, dass Ihr Kind bei der Verarbeitung Hilfe benötigt. Bitte holen Sie fachlichen Rat und Hilfe ein (siehe »Hilfreiche Adressen« im Anhang, Seite 186).

Anzeichen für eine anhaltende Erschütterung nach Verlust

- Große Schwierigkeiten, den Verlust zu akzeptieren oder als wahr zu begreifen, Taubheit der Gefühle
- Tägliche »brennende Sehnsucht«, anhaltende Fassungslosigkeit und so derart intensives, kaum steuerbares gedankliches Kreisen um die verstorbene Person und ihren Tod, dass andere Tätigkeiten oder Lebensbereiche darunter leiden.

- Verändertes Identitätsgefühl und Weltbild.
- Intensiver emotionaler Schmerz mit Gefühlen von Einsamkeit, Entfremdung, tiefer Traurigkeit, einen Teil von sich selbst verloren zu haben oder Schuldzuweisungen gegen sich und andere.
- Positive Erinnerungen an die verstorbene Person fallen schwer und führen unweigerlich zu Gedanken an den Tod und Gefühlen von Schmerz und Verlust. Bedeutsame Menschen, Beziehungen und Tätigkeiten, das Leben an sich und die eigene Zukunft scheinen ihre Bedeutung verloren zu haben. Positive Gefühle zu empfinden fällt schwer.
- Starke emotionale Belastung bei Erinnerungen, Vermeidung von Anlässen, die an den Verlust oder die verstorbene Person denken lassen.
- Schwierigkeiten, anderen Menschen seit dem Verlust zu vertrauen, Gefühle von Verbitterung und Wut in Bezug auf den Verlust.

Wenn Schuldfragen zur Qual werden

Manche Kinder finden auf der Suche nach einer Erklärung für das, was ihnen passiert ist, mehr oder weniger nachvollziehbar eine Antwort in ihrer eigenen Schuld. Neben der Tatsache, dass manche Kinder und Jugendliche tatsächlich einen Anteil am Geschehen hatten und diesen als belastend empfinden, kommen vielfältige andere Gründe infrage, warum Schuld zu einem wichtigen Thema in der Verarbeitung werden kann. So wählt die Psyche unter Umständen mit ihr das »kleinere Übel«. Sie tauscht, wenig bewusst, das zutiefst belastende Gefühl, dem Geschehen schutzlos ausgeliefert gewesen zu sein, gegen die eigene Schuld und damit ein Gefühl, das vielleicht besser zu ertragen ist. Denn wer Schuld hat, hätte rein theoretisch auch etwas tun können. So bietet Schuld vielleicht eine Antwort auf das unerträgliche »Warum«, eine Antwort, die vor allem bei jüngeren Kindern durchaus von magischem Denken geprägt sein kann.

Dabei können Schuldgedanken oder -gefühle unter Umständen eine sehr verzerrte Sichtweise auf das Ereignis oder die eigene Rolle widerspiegeln. Und selbst Gedanken und Gefühle Ihres Kindes, die von außen betrachtet überhaupt keinen Sinn ergeben, können sehr schwer zu entkräften sein und dazu neigen, sich festzusetzen und eine zentrale Bedeutung zu bekommen. Das kann im ungünstigsten Fall sogar dazu führen, dass Kinder immer instabiler werden und sich vielleicht schließlich fragen, ob ihr Leben noch einen Sinn hat. Bitte lesen Sie hierzu auch den Abschnitt »Wenn Suizidalität auftritt« (siehe Seite 94).

Unabhängig von den einzelnen Gründen ist es häufig so, dass Kinder und Jugendliche nicht von sich aus darüber sprechen, dass sie sich schuldig fühlen. Sie sind sich nicht sicher, was passieren würde, wenn jemand wüsste, welchen Beitrag zum Geschehen sie sich selbst zuschreiben.

Wenn Sie das Gefühl haben, das Thema Schuld könnte für Ihr Kind von Bedeutung sein, sprechen Sie es unbedingt an.

Sagen Sie zum Beispiel: »Ich habe gehört, manche Kinder denken nach einem solchen Ereignis, dass sie das, was passiert ist, vielleicht irgendwie hätten verhindern können. Da habe ich mir Sorgen gemacht, ob es dir vielleicht auch so geht und du solche Gedanken in deinem Kopf hast.«

Bleiben Sie zugewandt, aber gelassen dabei. Erzeugen Sie selbst keine große emotionale Betonung, sondern strahlen Sie aus: »Es wäre ganz normal, wenn es so wäre. Das ist bei vielen Kindern und vielen Erwachsenen so, und ich kenne das selbst auch.«

Falls Ihr Kind von seinen Gedanken oder Befürchtungen erzählt, hören Sie aufmerksam zu und versuchen Sie ehrlich und offen zu verstehen, was Ihr Kind denkt. Melden Sie zurück, was Sie verstanden haben und sagen Sie zum Beispiel: »Ach so. Jetzt verstehe ich, glaube ich, was Du meinst« oder »Ok, wenn ich Dich richtig verstehe, dann sagt Dein Kopf …«. Erst dann berichtigen Sie liebevoll Fehler in den Bewertungen Ihres Kindes und erklären, falls relevant, dass manche Zusammenhänge nur »so tun«, als seien sie real. Sagen Sie zum Beispiel: »Niemand stirbt, weil ein anderer sauer auf ihn ist. Der Kopf schlägt einem aber manchmal Geschichten vor, um etwas besser auszuhalten oder eine Antwort zu finden, das verstehe ich. Besonders bei Dingen, die eigentlich nicht zu verstehen oder auszuhalten sind.« Bleiben Sie klar und gleichzeitig verständnisvoll: »Ich glaube nicht, dass …, aber ich kann verstehen, was du meinst.«

Sollte das Verhalten Ihres Kindes tatsächlich irgendeinen Anteil am Verlauf der Traumageschichte gehabt haben, trauen Sie sich, seine diesbezüglichen Sorgen und Nöte anzuhören. Erinnern Sie Ihr Kind oder Ihren Jugendlichen daran, dass viele Dinge im Rückblick und mit dem späteren Wissen um die Folgen im Nachhinein anders aussehen als damals.

Wenn dieser letzte Punkt auf Ihr Kind zutrifft oder Sie ***folgende Anzeichen*** bei Ihrem Kind wahrnehmen, holen Sie bitte fachlichen Rat und Hilfe ein.

Anzeichen für eine problematische Schuldthematik

- Das Kind beschäftigt sich mit dem Thema Schuld, möglichen oder auch fantastischen Zusammenhängen zwischen dem eigenen Tun und dem Erlebten (»Papa ist gestorben, weil ich nicht brav genug war und er sich immer über mich geärgert hat«, »Das Universum bestraft mich mit dem Tod meiner Mutter, weil ich mir gewünscht habe, sie würde mich einfach endlich in Ruhe lassen«) und macht offen oder verdeckt Äußerungen zu dem Thema.
- Sie spüren oder vermuten das Thema unterschwellig, auch wenn es nicht direkt geäußert wird.
- Natur und Hergang des traumatischen Ereignisses lässt Rückschlüsse auf eine Schuldthematik beim Kind zu.
- Sie merken, dass Sie schwer an Ihrem eigenen oder dem Anteil Ihres Kindes tragen, dass das Thema Schuld Sie umtreibt und belastet.

Wenn Verhalten gefährlich wird

Die Jugendzeit an sich ist eine Zeit des Umbruches und der Entwicklungskrisen und birgt eine erhöhte Gefahr, dass Kinder und Jugendliche selbstschädigendes Verhalten entwickeln.

Diese ohnehin vorhandene Gefährdung kann sich nach einem traumatischen Ereignis noch verstärken, denn vielfach wird es als wirksames Mittel im Umgang mit schmerzhaften Gefühlen erlebt und diese treten nach einem Trauma unter Umständen vermehrt und übermächtig auf.

Manchmal zeigen sich diese Verhaltensweisen nach dem Trauma zum ersten Mal, manchmal aber greift die Psyche auch zu schädlichem Werkzeug, das sie bereits in der Zeit vor dem Ereignis kennengelernt und ausprobiert hat.

Die Grenze zwischen vorübergehend gezeigten Regulationsversuchen und gefährlichem und selbst nicht mehr steuerbarem Verhalten ist hochindividuell und nicht immer leicht zu ziehen. Daher bleiben Sie bitte weder bei der

Einschätzung der Gefährdung noch bei den notwendigen Schritten allein! Nehmen Sie unbedingt Kontakt mit professioneller Unterstützung auf.

Zunächst beleuchtet dieser Abschnitt die Bereiche Konsum- und Suchtverhalten, verändertes Essverhalten, Selbstverletzung und im Anschluss Suizidalität. Danach finden Sie Tipps zum hilfreichen Umgang mit diesen Themen und zuletzt Hinweise für den Notfall.

Bitte machen Sie sich unbedingt schon vor dem Eintreten eines Notfalls kundig, wer in Ihrem Bereich wann zuständig und wie erreichbar ist. Hinweise finden Sie im Anhang unter »Hilfreiche Adressen«, ab Seite 186.

Wenn Konsum- und Suchtverhalten aus dem Ruder läuft

Die meisten Jugendlichen experimentieren früher oder später mit legalen, viele auch mit »weichen« illegalen Drogen. Häufig sind sich Bezugspersonen bewusst, dass ihre Jugendlichen vielleicht rauchen, Alkohol trinken oder in virtuelle Welten wie Internetspiele oder Chats abtauchen.

Nach dem Erleben eines traumatisierenden Lebensereignisses können diese Verhaltensweisen eine andere, eine sogbildende Bedeutung gewinnen, da sie bei Traumasymptomen zumindest kurzfristig stimmungsaufhellend, ablenkend und erleichternd wirken können. Alkohol scheint wirkungsvoll die Trauma-Alarme zu beruhigen, die Welt im Computerspiel funktioniert nach klaren Regeln, lässt sich besser kontrollieren als die reale Welt und verschafft dem Kopf eine Pause. Diese Linderung kann unter Umständen wesentlich mächtiger sein als das Bewusstsein dafür, dass es sich im Übermaß um kein gesundes Verhalten handelt. Wenn Substanzen (Alkohol, Drogen, Medikamente) oder Tätigkeiten (»Zocken«, virtuelle Welten) mehr und mehr genutzt werden, um Probleme auszublenden, für die keine andere Lösung in Sicht ist, oder Symptome zu überlagern, kann dieses Verhalten durchaus problematisch werden und außer Kontrolle geraten. Hinzu kommt, dass Trauma-Alarme und andere unangenehme Symptome auf diese Art und Weise nicht aufgelöst, sondern immer nur für eine Weile aus dem Bewusstsein geschoben werden.

»Heiner hat mir damals erklärt, dass das so ist wie bei Liebeskummer. Dann trinkst du 'ne Flasche Schnaps und alles scheint weg. Am nächsten Morgen ist es wieder da und Kopfweh hast du auch noch. … Die Bilder waren auch am nächsten Morgen wieder da. Sogar schon in der Nacht, wenn ich ehrlich bin.« Sebastian (16 Jahre) wurde von Gleichaltrigen mit einem Messer bedroht und verletzt.

Anzeichen für problematisches Konsum- oder Suchtverhalten

- Substanzen oder bestimmte Verhaltensweisen werden immer häufiger oder gezielt eingesetzt, um etwas auszuschalten (Angst, Trauer, Schmerz, Zweifel, Leere) oder etwas herbeizuführen (Gefühl von Kontrolle, Trost, Ablenkung, Betäubung).
- Schule, Ausbildung und Sozialleben leiden unter dem Konsumverhalten, es kommt zu ersten Konflikten.
- Rückzug und immer häufigeres Bedürfnis, »den Kopf auszuschalten«.

Wenn sich Essverhalten verändert

Die nach einem Trauma typische Daueranspannung kann dazu führen, dass sich das Bedürfnis, Nahrung aufzunehmen, verändert. Vielleicht ist der »Magen wie zugeschnürt«, oder häufiges Essen wird zur Möglichkeit, den Körper (anders) zu spüren.

Neben diesen eher auf Körperebene begründeten Veränderungen kann auch das emotionale Erleben eine große Rolle spielen: Mehr oder weniger zu essen kann wirkungsvoll ein Gefühl von Kontrolle oder Selbstwirksamkeit vermitteln oder angenehme Gefühle von Versorgung, Belohnung oder Trost herbeiführen. Zudem fordert ein verändertes Essverhalten schlicht unsere Aufmerksamkeit, lenkt ab und drängt somit anderes zeitweise in den Hintergrund.

»Meine Oma hat immer gesagt, es gibt nur zwei Arten von Menschen. Die, die gar nichts mehr essen, wenn es schwierig wird, und die, die nur noch essen. Ich gehöre wohl zu den zweiten. Wenn ich was gegessen hatte, habe ich mich irgendwie schwerer gefühlt, aber auf eine gute Weise. So, als wären meine Füße endlich mal wieder auf dem Boden und mein Körper tatsächlich ein Teil von mir.« Lena (13 Jahre), nachdem ihre beste Freundin an einer Hirnblutung gestorben war

Anzeichen für problematisches Essverhalten

- Ihr Kind isst viel weniger als vor dem Ereignis. Als Begründung werden körperliche Beschwerden, vielleicht auch andere, schwer nachvollziehbare Gründe angeführt.
- Es fällt Ihrem Kind sichtlich schwer, mit dem Essen aufzuhören. Schwierige Gefühle lassen seine Gedanken sofort in Richtung Essen wandern, es isst heimlich oder gibt viel Geld für Süßigkeiten aus.
- Sie beobachten eine starke Gewichtsabnahme oder -zunahme.
- Hunger- und Sättigungsgefühl scheinen gar nicht mehr oder nicht mehr zuverlässig zu funktionieren.
- Das Essverhalten schwankt stark, die Beschäftigung mit den Themen Essen oder Gewicht oder Gewicht nimmt mehr und mehr Raum ein, wobei das Gefühl entsteht, dass es nur vordergründig um Essen geht. Immer schwingt noch etwas anderes mit.
- Sie beobachten, dass Ihr Kind ungewöhnlich häufig auf die Toilette geht oder entdecken Hinweise auf Erbrechen.

Wenn es zur Selbstverletzung kommt

Selbstverletzendes Verhalten bezeichnet gegen sich selbst gerichtete Aggression, bei der dem eigenen Körper aktiv und direkt Verletzungen beigebracht werden, ohne das Ziel, das eigene Leben zu beenden. Es markiert eine ernst zu nehmende krisenhafte Entwicklung und kann unterschiedliche Funktionen haben: Zum Beispiel kann es eingesetzt werden, um Gefühle zu regulieren, unangenehme Zustände zu unterbrechen oder wieder »klar« zu werden. Das können Spannungszustände sein, aber auch das Gefühl zu dissoziieren, also wieder in einen Not-Aus-Zustand zu rutschen. Manche Kinder und Jugendliche berichten auch, dass sie auf diese Art wie durch ein Ventil, schlimmere Angriffe gegen sich selbst oder andere verhindern. Unter Umständen dient es aber auch dazu, sich selbst zu bestrafen, »überhaupt etwas zu fühlen« oder eine Botschaft zu senden.

Selbstverletzungen sind in der Regel kein einmaliges Phänomen, sondern treten wiederholt, nicht selten mit einer Steigerung von Häufigkeit und Schwere auf. Früher oder später können in Kombination mit ihnen auch Suizidtendenzen auftreten, bitte lesen Sie daher auch den folgenden Abschnitt »Wenn Suizidalität auftritt«.

Anzeichen für selbstverletzendes Verhalten

- Ihr Kind erlebt so massive Spannungszustände, dass es diese nicht mehr steuern kann und sich beispielsweise selbst verletzt, indem es mit den Fäusten oder dem Kopf gegen die Wand schlägt.
- Sie entdecken Kratzer, Schnitt-, Ritz- oder punktartige Verletzungen, blaue Flecke oder Verbrennungen am Körper Ihres Kindes, die sich an selbst erreichbaren Stellen befinden (häufig auf der der Arbeitshand gegenüberliegenden Körperseite).
- Ihr Kind achtet darauf, dass die Verletzungen von Kleidung bedeckt und damit versteckt sind. Auch bei warmem Wetter werden lange Ärmel getragen, der Badeausflug wird abgesagt. Das Ansprechen der Verletzungen löst Scham aus.
- Es gibt mehrere Verletzungen, die sich ähneln.

Wenn Suizidalität auftritt

Es ist bekannt, dass ein Trauma häufig andere Dinge mit »im Gepäck« hat. Es birgt zum einen die Gefahr, dass sich Symptome zu einer Traumafolgestörung verfestigen, erhöht aber auch die Wahrscheinlichkeit, dass sich eine Depression oder Angsterkrankung entwickelt oder Kinder versuchen Gefühlszustände durch schädigendes Verhalten zu regulieren. Diese Faktoren wiederum erhöhen bereits einzeln – und umso mehr im Zusammenspiel – das Risiko, dass Kinder und Jugendliche damit hadern, ob ihr Leben noch einen Sinn hat und ob es sich lohnt weiterzuleben.

Die Beschäftigung damit, sich das Leben zu nehmen, kann unterschiedliche Gründe haben, und diese sind unter Umständen andere als der bloße Wunsch zu sterben. Manchmal hat sich eine tiefe Verzweiflung eingestellt, das Gefühl, nicht mehr weiterzuwissen, die Zukunft nicht aushalten zu können oder der Wunsch »so« nicht mehr weiterleben zu wollen. Manchmal ist der Wunsch, tot zu sein, auch maßgeblich Ausdruck einer Sehnsucht nach Ruhe oder einer

Pause, einer Möglichkeit, den eigenen Schmerz zu zeigen oder ein Hilferuf. Auch die Sehnsucht, wieder mit jemandem vereint zu sein, quälende Schuldgefühle bis hin zu Selbsthass können eine Rolle spielen.

Vielleicht haben Sie zu diesem Thema schon einmal Äußerungen wie »Der will doch nur Aufmerksamkeit« oder »Die will euch nur erpressen und manipulieren«, »Da soll halt Druck aufgebaut werden« oder sogar »Wer darüber spricht, tut es nicht« gehört. Diese Annahmen sind nicht nur falsch, sondern dazu höchst gefährlich, denn auf Suizidäußerungen folgen durchaus immer wieder auch Suizidhandlungen.

Welchen Grund auch immer Sie hinter den Suizidtendenzen Ihres Kindes oder Jugendlichen vermuten, sie sind immer Ausdruck intensiver Not, markieren großes Leid und müssen deshalb unbedingt und ohne Ausnahme als Anzeichen einer akuten Krise gesehen und ernst genommen werden. Selbst wenn sich bei Ihnen Zweifel an der Ernsthaftigkeit der Äußerungen oder Ärger rührt – oder vielleicht sogar besonders dann – ist es wichtig, die Einschätzung des Schweregrades und Abstimmung notwendiger Schritte zusammen mit Fachleuten und nicht allein vorzunehmen. Grundsätzlich gilt: Seien Sie froh, wenn Ihr Kind seinen Schmerz in Kontakt bringt! Wenn Suizidalität ein Thema ist, das Sie beschäftigt, lesen Sie bitte unbedingt auch den Abschnitt »So handeln Sie im Notfall« ab Seite 98.

Anzeichen für Suizidalität

- **Veränderte Gefühlslage**, Sie beobachten:
  - Rückzug und Unruhe,
  - starke Schuldgefühle oder Selbstvorwürfe (siehe auch »Wenn Schuldfragen zur Qual werden«, Seite 88),
  - ein depressives Stimmungsbild (siehe auch »Wenn die Welt immer dunkler wird«, Seite 84) mit tiefer Hoffnungslosigkeit, die sich nicht aufhellen lässt, vormals Bedeutungsvolles verliert an Wert,
  - unerklärliche plötzliche Gelassenheit oder Abgeklärtheit.
- **Verändertes Verhalten**, Sie beobachten:
  - Selbstverletzung (siehe auch »Wenn es zu Selbstverletzung kommt«, Seite 93),
  - Verschenken persönlicher Dinge,

– vermehrtes Konsum- und Suchtverhalten (»Wenn Konsum- und Suchtverhalten aus dem Ruder läuft«, Seite 91),
– Beschäftigung mit dem Thema Suizid, zum Beispiel Besuch von Foren im Internet.

- **Veränderter Ausdruck**, Sie beobachten:
  – vage oder konkrete Suizidäußerungen, zum Beispiel »Mein Leben macht sowieso keinen Sinn mehr«, »Ich kann nicht mehr«, »Ich will nicht mehr«, »Dann bring ich mich halt um…«, »Ich möchte gar nicht mehr leben«, »Am liebsten wäre ich tot«, »Interessiert doch eh keinen« …
  – Verhalten oder Andeutungen, die anmuten, als ginge das Kind davon aus, bei bestimmten zukünftigen Terminen (Feiertage, Familienfeste, Klassenfahrt, Geburtstag o. Ä.) nicht mehr da zu sein.
  – Scheinbar harmlose Fragen oder Gespräche zu Todesursachen oder -arten.
  – Musik, Texte (Gedichte, Abschiedsbriefe) oder Bilder, die vom Tod handeln.
- Sie wissen von Risikofaktoren in der **Vorgeschichte**:
  – vorangegangene eigene suizidale Krisen oder Suizide im Umfeld.
  – Ihr Kind war bereits im Vorfeld psychisch stark herausgefordert.

Was sollten Sie tun, wenn Verhalten gefährlich wird?

Es ist sehr verständlich, dass Sie sich große Sorgen machen oder überfordert fühlen, wenn Ihr Kind oder Jugendlicher Verhalten zeigt, das gefährlich ist. Die Tatsache, dass das eigene Kind zu schädigenden Strategien greift, um klarzukommen, macht Angst, verunsichert und birgt heftiges Konfliktpotenzial.

Wenn Sie sofort und ohne Aufschub Hilfe brauchen, etwa weil sich Ihr Kind in einer akuten Gefährdungssituation befindet, folgen Sie bitte den Hinweisen im Abschnitt »So handeln Sie im Notfall«, ab Seite 99.

Sollte keine unmittelbare Gefahr drohen, versuchen Sie zunächst so gut es geht selbst Ruhe zu bewahren, nicht mit Panik oder Vorwürfen zu reagieren oder Strafen und Konsequenzen anzudrohen. Auch wenn der Druck in Ihnen unter Umständen hoch ist, sprechen Sie das Thema, wenn möglich, ***nicht zwischen Tür und Angel oder in einer ohnehin schon aufgeheizten Situation*** an. Versuchen Sie zuallererst, Ihre Gedanken zu sortieren und – vielleicht mit Unterstützung – zu einer möglichst guten eigenen Stabilität zu finden.

Manchmal ist ein guter erster Schritt ein Gespräch zwischen Ihnen und Ihrer haus- oder kinderärztlichen Praxis. Vielfach sind diese gut vernetzt und wissen Rat. Im Adressteil dieses Buches finden Sie noch weitere Anregungen, um nachzuforschen, wer in Ihrer Gegend für die Beratung von Bezugspersonen oder Kindern und zu bestimmten Themen tätig ist.

Wenn Sie das Thema mit Ihrem Kind ansprechen, behalten Sie ein Bewusstsein dafür, dass gefährliche Verhaltensweisen oft mit Scham einhergehen und Kinder und Jugendliche in der Regel durchaus wissen, dass ihre Bezugspersonen nicht gutheißen, was sie da tun. Daher können Gespräche zu diesem Thema unter Umständen sehr schwerfallen.

- Dramatisieren Sie das Verhalten nicht, sondern beschreiben Sie, was Sie beobachten.
- Zeigen Sie deutlich, dass Sie Ihren Jugendlichen weder für »verrückt« noch »krank« halten und dass Sie wissen, dass diese Dinge immer einen Nutzen haben, vielleicht sogar gerade als einzige dabei helfen, wieder Kontrolle zu erlangen, Schmerz sichtbar zu machen oder etwas Unangenehmes zu beenden. Betonen Sie neben Ihrem Verständnis gleichzeitig, dass es andere Wege gibt, wieder besser zurechtzukommen und dass Sie Ihr Kind unterstützen werden.
- Steigen Sie nicht in eine »Beweisführung« ein. Sie wollen eine Tür öffnen – keinen Kampf provozieren. Der Kontakt und die Beziehung sind das höchste Gut, versuchen Sie also, ruhig zu bleiben. Schimpfen Sie nicht, sondern beschreiben Sie ruhig, aber bestimmt Ihre Sorge. Behalten Sie dabei unbedingt im Hinterkopf, dass hinter dem Thema eine große Not steht, selbst wenn gerade alle »Stacheln« gezeigt werden.
- Erzwingen Sie keine Versprechen, das Verhalten sofort einzustellen, und setzen Sie Ihr Kind nicht damit unter Druck, dass Sie Strafen androhen oder betonen, wie sehr es Sie mit seinem Verhalten verletzt. Das verstärkt, wenn das Aufhören nicht klappt, die Scham, belastet die Beziehung und macht es noch schwieriger, offen in Kontakt zu bleiben. Machen Sie sich klar, dass es gar nicht so einfach ist, mit etwas aufzuhören, das schon bewiesen hat, dass es hilft (siehe »Wenn Verhalten gefährlich wird«, ab Seite 90).
- Lassen Sie sich nicht zu leicht beruhigen oder abschrecken. Es kann sehr gut sein, dass Ihr Kind alles abstreitet, vielleicht betont unbesorgt, verärgert oder mit heftiger Abwehr reagiert. Vielleicht verweigert es das Gespräch mit Ihnen auch komplett, versucht, Ihre Beobachtungen mit mehr oder

weniger stimmigen Erklärungen »wegzuwischen« oder Ihre Sorge ins Lächerliche zu ziehen.

- Betonen Sie deutlich Ihre Rolle und die Verantwortung, die Sie übernehmen werden. Sie würden auch bei Anzeichen für eine Blinddarm- oder Hirnhautentzündung darauf bestehen, medizinischen Rat einholen. Sie können durchaus Mitgefühl dafür zeigen, wie unangenehm die notwendigen Schritte wahrscheinlich für Ihr Kind sind.
- Haben Sie keine Angst davor, dass Sie mit Ihren Fragen Ihr Kind »erst auf dumme Gedanken bringen« könnten. Diese Sorge ist verbreitet, aber unbegründet. Vielmehr ist es so, dass Interesse und das offene Gespräch Kindern und Jugendlichen überhaupt erst ermöglichen sich zu öffnen, nicht mit dem Thema allein zu bleiben und über Alternativen nachzudenken.

Achten Sie bei der Auswahl einer Beratungsstelle oder Praxis darauf, dass diese sich sowohl mit dem übergeordneten Thema Trauma als auch dem speziellen Thema Ihres Kindes, zum Beispiel Konsum- und Suchtverhalten, Essprobleme oder Selbstverletzung auskennt, damit Sie möglichst umfassend spezialisierte Fachkräfte an Ihrer Seite haben.

»Ich habe dann gesagt: ›Du kannst es dir so vorstellen, als hätte ich ein Fieberthermometer im Bad gefunden, das über 40 Grad anzeigt. Du sagst, du hast es über eine Kerze gehalten, ich habe Angst, dass du hohes Fieber hast.‹ Da war dann klar, dass wir das nicht einfach unter den Teppich kehren würden.« Sami, Vater von Arian (15 Jahre), nachdem er Arians Entwurf eines Abschiedsbriefes gefunden hatte

So handeln Sie im Notfall

Wenn Sie die folgenden Anzeichen wahrnehmen, müssen Sie ohne weitere Verzögerung handeln:

- Ihr Kind ist so verzweifelt, dass Sie es ***nicht mehr allein lassen*** können.

- Der ***Leidensdruck*** ist so stark, dass Ihr Kind nicht mehr glaubhaft zu Absprachen fähig ist.
- Weder Sie noch andere Personen finden noch ***Zugang zu Ihrem Kind.***
- Ihrem Kind/Jugendlichen fällt ***kein Grund mehr*** ein, am Leben zu bleiben.
- Ihr Kind äußert eine ***konkrete Suizidabsicht,*** hat diese bereits geplant, eindeutige Vorbereitungen dafür getroffen (Tabletten gesammelt, einen Abschiedsbrief geschrieben), die Tat eventuell zum Teil durchgeführt oder abgebrochen.
- Ihr Kind hat sich ***schwer verletzt*** oder einen ***Selbsttötungsversuch*** unternommen.
- Ihr Kind ist ***nicht ansprechbar,*** hat vielleicht Drogen, Medikamente oder Alkohol zu sich genommen.
- Ihr Kind wirkt nach einer langen Phase der Niedergeschlagenheit ***plötzlich heiter, gelöst und aufgeräumt,*** ohne dass der Wandel für Sie nachvollziehbar oder durch einen gravierenden Unterschied in den Umständen zu erklären wäre.

Notfallmaßnahmen:

- Wenn Ihr Kind nicht ansprechbar oder erweckbar ist oder Sie einen begonnenen Suizidversuch entdecken, rufen Sie sofort den ***Rettungsdienst (112).***
- Sollte die Situation unmittelbar gefährlich sein oder eskalieren, Ihr Kind oder Jugendlicher konkret damit drohen, sich etwas anzutun oder sich einzuschließen und nicht (mehr) mit Ihnen zu sprechen, rufen Sie zum Schutz Ihres Kindes und Ihrer Unterstützung den ***Rettungsdienst und die Polizei (112)*** und schildern Sie die akute Gefährdung.
- ***Lassen Sie Ihr Kind nicht mehr allein.*** Wenn möglich, sorgen Sie dafür, dass Ihnen bei den nächsten Schritten jemand zur Seite steht und hilft.
- In Notfällen können Sie rund um die Uhr auch ohne Anmeldung oder Überweisung in die ***Notaufnahme einer Klinik für Kinder- und Jugendpsychiatrie*** fahren. Auf der Webseite der Deutschen Gesellschaft für Kinder- und Jugendpsychiatrie, Psychosomatik und Psychotherapie e. V. finden Sie die zuständigen Kliniken in Ihrer Gegend (*www.dgkjp.de/kliniken*).
- ***Zögern Sie nicht!*** Viele Jugendliche drohen in solchen Situationen damit, ihren Bezugspersonen nie wieder zu vertrauen, das erzeugt Druck. Hinzu kommt für viele Menschen die Angst, dass die notwendigen Schritte vielleicht zusätzlichen, unwiderruflichen Schaden anrichten oder Fachstellen die Situation ganz anders einschätzen und die Not nicht ernst nehmen.
  Die Hauptsache ist, dass Ihr Kind die Krise überlebt und wieder gesund wird. Dann, und nur dann, kann alles andere wieder geradegerückt, besprochen und geklärt werden. Selbst wenn es sich jetzt noch nicht so anfühlt.

4. Hafen und Leuchtturm – so gelingen Verbindung und Orientierung

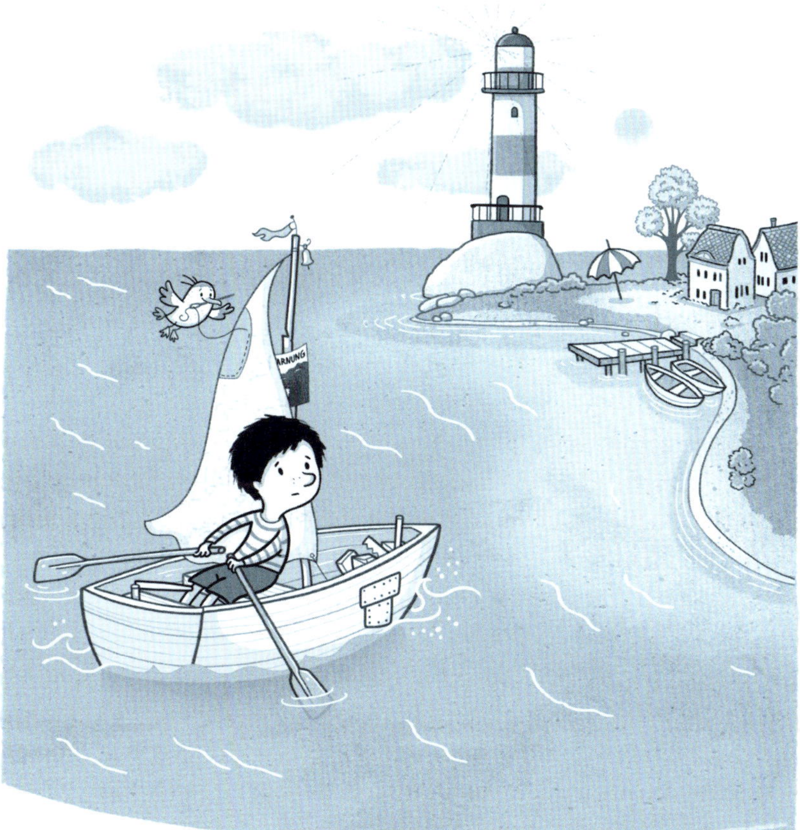

Das Segel eingerissen, die Planken beschädigt – so treibt das Boot auf dem Meer. Als das Seefahrerkind den Blick hebt und den Leuchtturm sieht, spürt es den Hafen in seinem Herzen. Die Hoffnung lässt es zu den Rudern greifen – das Licht weist ihm den Weg.

4.1. Hafen werden und Verbindung halten

Kinder brauchen ihre Bezugspersonen, um sich einen Reim auf die Welt zu machen. Ihr Erleben, ihre Bewertungen und ihre Handlungsmöglichkeiten stehen in unmittelbarer und starker Verbindung zu denen ihrer Bezugspersonen und orientieren sich an diesen. Das stimmt schon für die kleinen Dinge des Lebens – für traumatisierende Ereignisse, die neu, ängstigend und kompliziert sind, trifft es in besonderem Maße zu.

In unserem Bild lässt sich das vereinfacht so erklären: Das Seefahrerkind erkundet mit seinem Boot neue Inseln und Meere. Es lernt, wie das Leben funktioniert, und ist auf seinen Expeditionen immer wieder mit neuen Situationen konfrontiert, die seine Fähigkeiten und Gefühle herausfordern. Kommt es zu einer solchen Situation, also übertragen gesprochen, zu erhöhtem Seegang oder sogar einem ausgewachsenen traumatischen Sturm, sucht das Seefahrerkind ganz automatisch nach seinem Leuchtturm und richtet seine Kraft in Richtung des sicheren vertrauten Hafens aus.

Hafen und Leuchtturm in unserem Bild sind die vertrauten Bezugspersonen, persönliche, aber auch professionelle. Der ***Hafen*** steht dabei für ***Verbindung*** und damit für die stabile Basis in einer schweren Zeit: »Ich sehe dich, du bist nicht allein, bei mir kannst du dich ausruhen und neue Kraft schöpfen.« Der ***Leuchtturm*** steht für ***Orientierung*** und die Kompetenz der Bezugspersonen, die Richtung zu weisen und Vorbild zu sein: »An mir kannst du dich orientieren, ich weiß wie es geht, zeige dir die Richtung und gehe vor.«

Leuchttürme finden sich auf allen Ebenen: in der Familie, im Kreise der befreundeten Menschen, in Einrichtungen wie Schule, Kindergarten oder Hort und darüber hinaus. Sie können bewirken, dass sich Kinder nicht allein auf hoher See fühlen. Wenn das gelingt, können kleine Seeleute voller Zuversicht und gut gewappnet Kraft schöpfen, an zunächst übergroßen Herausforderungen letztlich sogar wachsen und zu neuen Ufern aufbrechen.

Wie werde ich zum sicheren Hafen?

Je furchtbarer der Sturm, desto wichtiger der Hafen. Er ist zum einen der Ort, an dem kleine Seeleute ***ausruhen***, sich ***geborgen fühlen*** und zu dem sie sich flüchten, wenn sie Schutz und Versorgung brauchen. Zum anderen können sie hier ***Kraft*** sammeln und den ***Rückhalt*** erleben, der unbedingt notwendig ist, um sich wieder aufs Meer hinauszutrauen. Dies ist für alle Kinder, insbesondere aber für traumaerfahrene Kinder, von größter Wichtigkeit.

Denn erleben Menschen Angst, Verlust oder Schmerz, entsteht ein natürlicher und starker Drang, sich zu verbinden, zu verbinden mit jemandem, der größer, klüger, stärker ist und freundlich versteht, versorgt und beschützt.

Neben diesem gesunden und schützenden Impuls, sich in Not zueinanderzuflüchten, tragen traumatisierende Situationen für Kinder und ihre Bezugspersonen auch immer einen weiteren, einen durchaus schmerzhaften Bindungsaspekt in sich: Denn die Überzeugung, dass die Welt ein sicherer Ort ist, dass Kinder von ihren Großen vor allen Dingen beschützt werden können, gerät – vielleicht zum ersten Mal im Leben – ins Wanken. Nicht nur für die Kinder, sondern auch für ihre Bezugspersonen.

Umso zentraler für beide Seiten in der Folgezeit die spürbare Verbindung: Kinder erleben, wieder behütet und versorgt zu werden. Erwachsene erleben, dass sie wieder behüten und versorgen. Das kann für erschütterte Kinder und erschütterte Erwachsene eine tief heilende Wirkung haben. Nach einem schlimmen Sturm im vertrauten Hafen anzukommen und Sicherheit zu erleben – diese Wieder-Verbindung ist eine bedeutsame Voraussetzung dafür, dass aus Erschütterung sogar Wachstum werden und eine neue Stufe von Vertrautheit, Vertrauen und Entwicklung entstehen kann.

»Schon im Flur habe ich sie weinen und ›Mama‹ rufen hören. Es gab nichts Wichtigeres in diesem Moment, ich wäre auch durch Stahltüren gegangen, um bei ihr zu sein.« Claudia, Mutter von Nikola (5 Jahre), nach Nikolas Sturz aus dem Fenster

Bauen Sie einen guten »Liegeplatz«

Richten Sie Ihre Aufmerksamkeit darauf aus, Schutz und Ruhe zu bieten. Dabei gehört zum Erleben von Halt und Geborgenheit auch ganz Praktisches, wie zum Beispiel, die Grundbedürfnisse zu befriedigen. Das können regelmäßige Mahlzeiten, das bewusste Gestalten eines wohligen Schlafplatzes und auch das Einhalten vertrauter Abläufe sein. Denken Sie an körperliche Zuwendung und den Einbezug weiterer Personen in Ihrem vertrauten Netzwerk, die dem Kind oder Jugendlichen das Gefühl vermitteln, eingebunden und versorgt zu sein. Schützen Sie den »Liegeplatz« des Kindes mit klarem Kopf vor Einflüssen, die momentan nicht unbedingt sein müssen und vielleicht zusätzlichen Stress erzeugen. Dazu gehört möglicherweise der ein oder andere verschiebbare Termin, aber auch die Dosierung sehr aufregender Medieninhalte. Die Möglichkeit zu haben, für eine gewisse Zeit immer wieder Körper, Geist und Seele herunterzufahren, ist von großer Bedeutung.

Jugendliche oder Kinder leiden zu sehen, erzeugt bei den meisten erwachsenen Bezugspersonen fast reflexhaft den Wunsch, ihnen etwas Gutes zu tun, sie abzulenken oder zu verwöhnen. Achten Sie bei Ihren Ideen gut auf die Balance zwischen Ablenkung und Ausruhen. Kinder haben in dieser Zeit oft ohnehin weniger verfügbare Kraft, um über die Runden zu kommen.

> »Manchmal wusste ich nicht, ob ich im Paradies oder der Hölle bin. Als Mama starb, hatten sich auch schon alle gekümmert, aber als Papa dann auch noch starb, sind alle richtig durchgedreht. Alle wollten etwas mit mir unternehmen, ich war kein einziges Wochenende mehr zu Hause.« Linus (11 Jahre), sein Vater starb nur ein Jahr nach dem Suizid seiner Mutter

Üben Sie Präsenz

Die Sicherheit, die Sie ausstrahlen, darf beides umfassen: »Es ist gerade eine harte Zeit, und was passiert ist, ist schlimm« und: »Ich stehe! An mir kannst du dich festhalten.« Vermeiden Sie Themen nicht, sondern signalisieren Sie: »Ich weiß, was zu tun ist, wenn man nicht mehr weiterweiß.«

Dazu müssen Sie gar keine Lösung kennen oder ständig in Aktion sein. Häufig ist es für Kinder und vor allem Jugendliche viel hilfreicher, ausruhen zu dürfen, in dem sicheren Gefühl, gesehen und verstanden zu werden. Ohne, dass ihre Belastung weggeschoben wird und auch ohne, dass diese Belastung ständig im Mittelpunkt steht.

Bleiben Sie Hafen! Selbst wenn es schwierig wird, Ihr Kind seine Gefühle einmal nicht mehr im Griff behalten kann, vielleicht sogar heftig wird, und Sie sich beide momentan nicht mehr auskennen.

»Ich hab mir selbst dabei zugeschaut, wie ich ausflippe und dachte so: ›Wow!‹ Und der Papa, dem war das auch nicht egal, das habe ich gesehen. Aber er ist bei mir geblieben, wie ein Fels, bis ich mich beruhigen konnte.« Anessa (13 Jahre), nachdem sie von älteren Jugendlichen erpresst und im Keller eingesperrt worden war

Holen Sie sich selbst Unterstützung

Massive biografische Einschnitte bringen immer auch Situationen mit sich, in denen diejenigen, die sich kümmern, nicht weiterwissen, sich verzweifelt fühlen und selbst Trost und eine Schulter zum Anlehnen brauchen. Nehmen Sie Ihr eigenes Bindungsbedürfnis ernst, denn die Belastung eines geliebten Kindes kann sehr hilflos machen. Wer kann in dieser Situation helfen? Wer kann Ihnen den Rücken stärken, Zuversicht vermitteln und ein Gefühl von Sicherheit vermitteln?

In dieser Zeit, in der Ihr Kind darauf angewiesen ist, in der Verbindung zu Ihnen Sicherheit und Beruhigung zu erleben, brauchen Sie andere Erwachsene. Zu Ihrer eigenen Unterstützung, für das Teilen Ihrer Sorgen und dafür, sich auch einmal ***nicht*** zusammenreißen zu müssen.

Denken Sie an befreundete Menschen und Familie, aber durchaus auch an die Möglichkeit, professionelle Unterstützung in Anspruch zu nehmen. Je nachdem, ob es vor allem Rückhalt und Trost oder Information und Austausch sind, die Sie ruhiger oder sicherer werden lassen. Manchmal sind es sehr vertraute Menschen, die am meisten helfen. Es ist aber ebenso normal, wenn man für neue Themen manchmal auch neue Ansprechpersonen braucht. Es kann sein, dass eng verbundene Menschen für bestimmte Themen gerade nicht die richtigen an Ihrer Seite sind. Scheuen Sie sich nicht, ganz auf Ihren Bauch zu hören und wählen Sie Ihre Unterstützung bewusst.

»Bernd war immer mein engster Freund gewesen, wir hatten schon alles miteinander durch. Ich hätte immer darauf geschworen, dass er derjenige sein würde. Aber irgendwie hat er mich total wahnsinnig gemacht in dieser Zeit. Erst als ich das akzeptiert hatte, ist es besser geworden. Sonst hätten wir unsere Freundschaft, glaube ich, nicht retten können.« Jens, Vater von Juris (8 Jahre), nach dem plötzlichen Herztod seines Lebenspartners

4.2. Leuchtturm werden und Orientierung geben

Ein guter Leuchtturm hat zwei wichtige Funktionen: Zum einen verspricht sein Licht in der Ferne, dass es Land gibt und der Sturm nicht unendlich ist. Diese Hoffnung setzt Kraft frei. Zum anderen zeigt er die Richtung, in die es die Kraft zu nutzen, in die es zu rudern gilt.

Wenn Hoffnung, Kraft und Richtung zusammenkommen, sind kleine Seeleute in der Lage, schier grenzenlose Energie freizusetzen und ihren Weg zurück in sichere Gewässer zu finden.

Zum ersten Aspekt, Hoffnung und Kraft, schauen wir uns eine Situation an, die wir wahrscheinlich alle kennen:

Jasna (3 Jahre) steht allein an der Leiter zur Rutsche. Eine neue, aufregende und vielleicht sogar ein wenig ängstigende Aufgabe. Sie zögert und schaut sich nach ihren Eltern um, die in einiger Entfernung auf sie achten. Je nachdem, wie ihre Eltern reagieren, wird ihre Bewertung der Aufgabe und ihr weiteres Verhalten ganz unterschiedlich ausfallen: Wirken die Eltern gelassen, machen vielleicht sogar ermutigende Gesten und rufen ihr zu: »Trau dich ruhig, wir sind da. Das kannst du!«, wird Jasna den Aufstieg mit anderen Augen betrachten, als wenn Vater oder Mutter den Rucksack fallen lässt, mit panischem Gesichtsausdruck in ihre Richtung stürmt und »Stopp!« ruft.

Wie in dieser alltäglichen Situation lesen Kinder auch bei tiefen Einschnitten in ihrem Leben an ihren Bezugspersonen ab, welche Bedeutung dieses Ereignis für ihr Leben hat und wie viel Hoffnung es gibt. Alle Kinder haben dies Tausende Male geübt und am Fuße der Leiter zunächst einen kurzen Blick zurückgeworfen. Sie beobachten Bewertungen und Verhalten der Erwachsenen und übernehmen diese in großen Teilen.

Insbesondere wenn Bezugspersonen sehr unter der Situation Ihres Kindes oder Selbstvorwürfen leiden, kann es verlockend sein, sich selbst und das betroffene Kind nicht weiter mit dem zu konfrontieren, was passiert ist.

Vielleicht schwingt auch ein bisschen Angst mit, dass ein allzu offener Umgang sogar zu einer Verschlimmerung der Folgen beitragen kann. Das sind die »schlafenden Hunde«, die niemand gern wecken möchte. Im ungünstigsten Fall kann diese Denkweise aber dazu führen, dass Kinder ihre Großen schützen, eigene Symptomatik herunterspielen, sie nicht zeigen oder nicht offen über sie sprechen. Dann wird Vermeidung gelernt, weil die Großen es so vormachen – oder weil Kinder Angst haben, sie zu überfordern. Sie wären schlechte Seeleute, wenn sie ihren eigenen Leuchtturm ins Wanken bringen. Hoffnung, dass es wieder besser wird, kann so nicht wachsen.

Aspekte, die Erwachsenen das Hoffen und die Zuversicht erschweren:

- Selbstvorwürfe und Schuldgedanken, die entweder zum Überbehüten oder zu einer starken Vermeidung des Themas führen.
- Wahrnehmung einer tiefen und unwiderruflichen »Beschädigung« des Kindes.
- Fokus auf die negativen Folgen und Hilflosigkeit im Umgang mit dem Kind oder dem Ereignis.
- Erleben des kindlichen Schmerzes, als wäre es der eigene.

Um Hoffnung vermitteln zu können, müssen Sie diese zunächst selbst entwickeln.

Dafür ist sowohl das »Wo sind wir gerade?« als auch das »Wo wollen wir hin?« wichtig. Auf das Thema Trauma übertragen bedeutet das, sich mit Belastungsfolgen auseinanderzusetzen und den Umgang mit ihnen zu erlernen. So entsteht bei Bezugspersonen und Kindern ein »Expertise-Status«, der nicht hilflos bei der ängstlichen Beobachtung von Symptomen stehen bleibt, sondern in Bewegung kommt und ein kompetentes, aktives Handeln ermöglicht.

Wie werde ich zum verlässlichen Leuchtturm?

Wenn Sie selbst verstehen und Ihrem Kind erklären können, was gerade los ist und was hilft, senkt das bei Ihnen beiden den Stress und schenkt einen hoffnungsvollen Blick auf das, was möglich ist.

Entwickeln Sie Hoffnung auf einem Fundament aus Wissen

Dazu gehört:

- eigene Stabilität und »Handwerkszeug«,
- die traumasensible Ausrichtung Ihrer Unterstützung und das Finden gemeinsamer Erklärungen,
- hilfreiche Methoden, die Sie vermitteln können,
- das Teilen Ihrer Hoffnung mit Ihrem Kind!

Ermöglichen Sie Durchblick

Für eine gute Orientierung ist es für den Kopf wichtig, neben allem Neuen auch wahrzunehmen, was sich nicht verändert hat. Das gibt Stabilität im Vertrauten und die Sicherheit, dass der Boden immer noch trägt.

Dazu gehört:

- Das Beibehalten von ***Rollen und Regeln***: Machen Sie sich jedoch klar, dass Ihr Kind momentan besonders herausgefordert ist. Das Ziel ist gerade nicht, zu erziehen, sondern vertraute Strukturen aufrechtzuerhalten und sich im Gewohnten zurechtzufinden. (Weitere Informationen finden Sie auch in Kapitel 2.1. »Grundsätzliche Tipps nach einem Sturm«, ab Seite 36, und Kapitel 2.2. »Altersspezifische Traumasymptome erkennen und helfen«, ab Seite 54.)
- Dass ***Routinen*** auch weiterhin den Tag unterteilen und Abläufe eingehalten werden: Welche Abfolge gibt es nach Schulende? Wann sind Essenszeiten? Wie ist der vertraute Ablauf von Schlafanzug anziehen, Zähneputzen, Geschichte vorlesen? Welche Ausnahmen werden für welchen Zeitraum und Bereich vereinbart? Auch bei älteren Kindern und Jugendlichen gibt es Dinge, die ganz selbstverständlich zum Tag gehören: geweckt werden, beim Frühstück kurz den Tag besprechen, die Lieblingsserie im Fernsehen anschauen … Bitte achten Sie auch bei diesem Punkt darauf, dass es um das Setzen eines vertrauten Rahmens geht, nicht darum, dass alles so funktioniert, wie sonst. Selbst wenn Ihr Jugendlicher ohne Hunger mit der Gabel im Essen stochert, vermittelt die gemeinsame Mahlzeit, dass es Dinge gibt, die nicht völlig ausgehebelt sind.
- Den Alltag in dieser Zeit möglichst ***überschaubar*** zu halten. Weniger zu machen fällt dem Kopf oft leichter, wenn innen gerade viel los ist.

- Das rechtzeitige ***Einbeziehen*** in alle wichtigen Abläufe und Entscheidungen, ohne selbst aufpassen zu müssen. Behalten Sie im Hinterkopf, dass alles, was einen weiteren Einschnitt im Leben des Kindes oder Jugendlichen bedeutet, momentan auf sehr empfindsamen Boden fällt. Sprechen Sie rechtzeitig über anstehende Schritte, wie zum Beispiel Veränderungen von Abläufen, Termine, Abwesenheiten, medizinische Untersuchungen oder andere Dinge, die anstehen. Insbesondere nach Ereignissen, die im Zusammenhang mit dem Tod eines nahestehenden Menschen stehen, lassen sich weitere Abschiede nicht immer vermeiden. Häufig folgt ein Umzug oder beispielsweise der Abschied von Schule oder Kindergarten. Planen Sie diese Schritte möglichst gut und geben Sie Ihrem Kind die Möglichkeit, diese bewusst zu erleben und aktiv mitzugestalten.
- Zu beachten, dass die ***Verlässlichkeit*** von Absprachen nach traumatischem Stress für viele Kinder eine hohe Bedeutung hat. Zumindest in der Zeit, in der die Sturmglocke noch hochempfindlich auf jede Beunruhigung reagiert. Dem können Sie entgegenwirken, indem Sie viel Wert auf gute Planung und viel Transparenz legen und zumindest für eine Weile mit Überraschungen eher zurückhaltend sind.

»Eigentlich hatte ich ihr mit der Überraschung eine Freude machen wollen, sie hatte sich schon lange gewünscht, in diese Kletterhalle zu fahren. Dann saß sie im Auto und hat immer nur geheult: ›Das hatten wir anders besprochen!‹ Da kommt man sich schon bescheuert vor.« Ramona, Patentante von Magdalena (11 Jahre), nach dem Suizid von Magdalenas bestem Freund

Gehen Sie voran

Natürlich kommen Bezugspersonen in diesen Zeiten immer wieder in Situationen, in denen sie sich nicht auskennen, die unvertraut oder sogar ängstigend sind. Gerade nach einer tiefen Erschütterung ist es wichtig, Kindern dennoch zu signalisieren, dass die Erwachsenen in sicherem Kontakt mit ihren eigenen und den kindlichen Gefühlen stehen. Dass sie einen Schritt voraus sind, dass sie vorangehen und den Weg bahnen können.

Vergegenwärtigen Sie sich, dass Sie nicht jetzt schon wissen müssen, wie die nächsten Wochen, die nächsten Monate aussehen werden, und wie der Weg dorthin verläuft. Ein einziger Schritt genügt, um voranzugehen! Holen Sie sich alle Unterstützung, die Sie für diesen nächsten Schritt brauchen.

Dazu gehört:

- eine gute ***eigene Vorbereitung*** auf wichtige oder schwierige Gespräche. Und selbst wenn entscheidende Erklärungen noch fehlen oder es sogar schon richtig schwierig geworden ist: Schritte können nachgeholt und Richtungen gewechselt werden (siehe auch Kapitel 5, »Untiefen bewältigen – über das Unfassbare sprechen«, ab Seite 115).
- Offenheit ***sich selbst Hilfe zu holen***. Neben dem ganz praktischen Wert für die eigene Stabilität erfüllen Sie dadurch auch noch eine wichtige Vorbildfunktion. Sie zeigen, wie es geht, Hilfe zu brauchen, sie zu organisieren und anzunehmen. Wichtige Fähigkeiten, die auch für Ihr Kind gerade von großer Bedeutung sind.

4.3. Was kann ich als pädagogische Fachkraft tun?

Die Fähigkeit, mit anderen Lebewesen mitzufühlen, ist einer unserer wertvollsten menschlichen Schätze. Wir schwingen mit der Freude anderer und werden von Lachen angesteckt. Wir fühlen Schmerz, der nicht unser eigener ist, und sogar, wenn wir ihn nur in einem Film miterleben und dem Kopf doch eigentlich ganz klar ist, dass das alles nicht echt ist. So stark ist diese Kraft. Wenn wir im wirklichen Leben mit großem Leid konfrontiert werden und die Betroffenen noch dazu Kinder sind die wir kennen, für die wir Verantwortung tragen, und denen gegenüber wir uns verhalten müssen, ist das Erleben um ein Vielfaches intensiver.

Fachkräfte kommen mit vielen Kindern und deren individuellen Lebensbiografien in Kontakt. Früher oder später, offensichtlich oder eher im Verborgenen, begegnet fast allen dabei irgendwann auch das Thema Trauma. Dabei spielen Unfälle genau wie plötzliche Todesfälle, Übergriffe oder Suizide eine Rolle und stellen oft auch Profis vor große Fragen: Was sage ich? Was nicht? Wie gehe ich damit um, dass ich am liebsten einfach ausweichen möchte?

In diesem Kapitel möchte ich mit Ihnen einen Blick auf Ihre Sicherheit in diesem Thema und ganz praktisch auf die Möglichkeiten zur Unterstützung in Einrichtungen wie Schule, Kindergarten oder Hort werfen.

Eigene Haltung und sicherer Stand

Menschen sind unterschiedlich – und das Thema Trauma löst unterschiedliche Reaktionen bei ihnen aus. Trauma kann Mitgefühl, den Wunsch zu helfen, Neugierde, aber auch Schrecken, Angst, Hilflosigkeit oder Abwehr auslösen. Manche Menschen fühlen einen starken Wunsch, sich einzubringen, andere wiederum merken, dass sie am liebsten nichts mit dem Thema zu tun haben möchten. Das eine ist dabei zunächst nicht besser oder schlechter als das andere. Zunächst sind das alles ganz normale Impulse, die ihre Wurzel häufig auch im eigenen Leben, den individuellen Lernerfahrungen, der persönlichen Haltung und den eigenen Überzeugungen haben.

Wichtig für den Umgang mit Kindern und Jugendlichen ist, wie gut reflektiert diese Impulse sind und welche Handlungen aus ihnen entstehen. Dabei ist es erlaubt und sogar notwendig, sich mit den eigenen Möglichkeiten und auch Begrenzungen auseinanderzusetzen und auf dieser Basis zu überlegen: Welchen Beitrag kann ich persönlich und durch die Einrichtung als Ganzes überhaupt leisten? Der Umgang mit gewaltigen Lebenseinschnitten kostet viel Energie, ganz besonders für die unmittelbar Beteiligten, aber auch noch für die in der zweiten und dritten Reihe. Kümmern Sie sich gut um die eigenen Kraftreserven (siehe Kapitel 6, »Wetterfest werden – selbst auf den Füßen bleiben«, Seite 147) und leisten Sie sich Beratung oder Supervision, wenn Sie merken, dass ein Thema Sie heftig aufwühlt und überfordert.

Richtige Balance und guter Rahmen

Einrichtungen haben als zweites großes Lebenssystem von Kindern und Jugendlichen die Chance, vieles richtig zu machen und einen echten Beitrag zur Verarbeitung zu leisten. Dabei geht es vor allem darum, in einem guten Rahmen die richtige Balance zu halten und dem Thema Trauma einen angemessenen Platz einzuräumen, ohne ihm alles unterzuordnen.

Ausgewogene Balance finden

Nach einem traumatischen Ereignis sind Kinder in der Regel viel und intensiv mit ihren Symptomen und der Auseinandersetzung mit den Folgen beschäftigt. Schule oder Kindergarten können in dieser Zeit ein Raum sein, in dem das Leben nach dem Trauma dem Leben vor dem Trauma noch sehr ähnlich ist.

Wenn Kinder gefragt werden, welches Verhalten ihrer Lehrkräfte oder Betreuungspersonen ihnen in der schwierigen Zeit nach einem Trauma am meisten geholfen habe, ähneln sich ihre Antworten sehr. Ein Verhalten, als sei überhaupt nichts geschehen, wird häufig als verletzend erlebt. Eine zu starke »Gefühlsbetontheit« hingegen vermittelt das Gefühl von Überforderung und schwächt letztlich beide Seiten. Als besonders stabilisierend wird eine Mischung aus Mitgefühl und Normalität empfunden.

»Meine Klassenlehrerin hatte immer schon Tränen in den Augen, wenn ich nur reingekommen bin. Mit so 'nem Blick: ›Oh Gott. Der arme kaputte Philip!‹ Dann habe ich mich so schwach gefühlt wie nirgends sonst.« Philip (16 Jahre), nach dem unerwarteten Tod seines Vaters

Beides muss in guter Abstimmung zueinander Platz finden: Auf der einen Seite Mitgefühl und Würdigung dessen, was passiert ist. Auf der anderen Seite möglichst viel Normalität. In dieser Mischung kann für Kinder und Jugendliche immer wieder Entlastung spürbar werden. Sie erleben verstanden zu werden und im Notfall nicht lange erklären zu müssen, was bei ihnen los ist. Und das alles ohne das Gefühl, nicht mehr »dieselben wie vorher« zu sein, ständig auf dem Präsentierteller zu sitzen und nicht mehr dazuzugehören.

Häufig denken persönliche und professionelle Bezugspersonen fälschlicherweise, es sei ganz klar, wer in der Einrichtung im besonderen Maße auf das Kind schaut, und versäumen auf diese Weise klare Absprachen. In aller Regel haben aber weder die Großen noch die Kleinen Erfahrung mit einer solchen Ausnahmesituation. Häufig funktioniert es deshalb besser, einige Dinge tatsächlich klar abzusprechen. Besonders wichtig ist dieser Punkt bei sehr jungen Kindern. Der Gedanke »Mit der Claudia kommt er am besten zurecht, da weiß er schon, dass sie für ihn da ist«, reicht nicht aus. Es braucht zumindest ein offenes Gespräch zwischen dem betroffenen Kind und seinen Bezugspersonen, um die wichtigsten Dinge zu vereinbaren. Dazu kann gehören:

- ***Wer von den Fachkräften ist informiert, und wer hat ein besonderes Augenmerk auf das Kind?***
  Bitte denken Sie daran, das Gespräch so zu führen, dass das Kind zum Beispiel zwischen zwei Vertrauenspersonen wählen kann, ohne jemanden vor den Kopf zu stoßen. Bei wem laufen Beobachtungen und Rückmeldungen zusammen und wer hält den Kontakt zu den persönlichen Bezugspersonen?
- ***Welchen Umgang wünscht sich das Kind von den Fachkräften, wo holt es sich Hilfe, wenn es einmal nicht mehr geht?***
  Häufig wünschen sich Kinder im Gespräch, dass ganz normal mit ihnen umgegangen wird. Benennen Sie deutlich, dass Sie den Wunsch des Kindes

erfüllen und dass Ihnen dennoch nicht egal ist, was geschehen ist. Wenn diese Dinge nicht klar ausgesprochen werden, laufen Sie Gefahr, dass ein Kind Normalität mit Gleichgültigkeit verwechselt und durch etwas, das helfen sollte, tief verletzt wird.

- ***Was darf die Klasse oder die Gruppe wissen, wer teilt es mit und wie wünscht sich das Kind, dass mit ihm umgegangen wird?***
  Helfen Sie dem Kind mit konkreten Vorschlägen, was den anderen Kindern wie und durch wen mitgeteilt werden kann. Überlegen Sie selbst dabei gut, mit welcher Formulierung das Kind auch später gut klarkommen kann – und vergessen Sie bei Vorabsprachen keinesfalls die Sorgeberechtigten.
  Kinder haben mehr oder weniger gut ausgeprägte Fähigkeiten, Stopp zu sagen. Schon die Abgrenzung gegenüber Gleichaltrigen fällt vielen Kindern nicht leicht, spätestens gegenüber Erwachsenen, Lehrkräften oder Erziehenden kann sie zur echten Herausforderung werden. Ermutigen Sie das Kind, selbst zu entscheiden, mit wem es über was sprechen möchte. Besprechen Sie, dass und wie es »Nein« sagen kann.

Es kann manchmal knifflig sein, die richtigen Antworten für die oben nur exemplarisch aufgeführten Fragen zu finden, besonders im Spannungsfeld zwischen mitfühlender Präsenz und Normalität. Prüfen Sie, ob es in Ihrer Einrichtung bereits Konzepte gibt und wer sich mit diesen auskennt. Vielleicht nehmen Sie auch eine externe traumasensible Beratung in Anspruch oder regen eine Fortbildung zum Thema Trauma in Ihrem Fachteam an.

Den geeigneten Rahmen setzen

Vertraute Abläufe und Rollen in Kindergarten, Hort oder Schule können für betroffene Kinder dazu beitragen, dass der Kopf ausruhen kann. Allerdings gelingt das nur unter der Voraussetzung, dass sich alle Einrichtungen, deren eigentlicher Auftrag die Förderung von Lernen und Entwicklung ist, immer wieder vergegenwärtigen, dass Orientierung gerade das Ziel ist, nicht Leistung.

Kinderköpfe, die ein Trauma durchlebt haben, sind häufig in ihrer Fähigkeit eingeschränkt, Neues umzusetzen. Und damit ist nicht bloß Rechnen und Schreiben, damit sind auch neue Entwicklungsschritte oder die Einhaltung erzieherischer Regeln gemeint. Haben Sie als Fachkraft bitte im Blick, dass die kindliche Verarbeitung eines Traumas viele Ressourcen bindet. Manche Kinder kompensieren – viele zumindest eine Zeit lang – die zusätzliche Herausforderung durch den traumatischen Stress. Andere, meist die Kinder, die auch vorher schon mit dem Lernen neuer Dinge zu kämpfen hatten, tun sich unter Umständen jetzt noch viel schwerer. Dabei geht es nicht um das Loslassen aller Regeln. Das würde Orientierung sogar noch erschweren und zusätzlich das Gefühl vermitteln, dass irgendetwas nicht stimmt. Vielmehr geht es um ein Ändern von Erwartung und Blickrichtung. Schule, Kindergarten oder Hort kann zum Unterstützungsumfeld werden – oder zu einem weiteren Stressor.

»Es war gut, die Prüfung mitzuschreiben. Einfach, weil ich sonst der Einzige gewesen wäre, der wieder nicht mitschreibt. Und wir hatten ja vorher besprochen, dass es nicht klappen muss und ich sogar ein leeres Blatt abgeben oder früher gehen kann. Das hat mir echt den Stress genommen, und am Ende war's immer noch schlechter als gewohnt, aber nicht so schlecht wie gedacht.« Isabell (13 Jahre), nach dem Suizid ihres Vaters

Fachkräfte sind Vorbilder – für betroffene Kinder, aber auch für den Umgang mit betroffenen Kindern. Gleichaltrige werden aus sich heraus unterschiedlich gut mit einem betroffenen Kind umgehen können und sich in jedem Fall zusätzlich an denen orientieren, die auch sonst Vorbild im jeweiligen System sind.

Viele Gleichaltrige reagieren betroffen, verständnisvoll und mit dem Impuls zu helfen. Es gibt aber ebenso diejenigen, die sich verunsichert abrupt zurückziehen und solche, die betroffene Kinder ärgern, bedrängen, mit dem Thema hänseln oder ausgrenzen. Dies gilt vor allem, wenn das betroffene Kind oder der betroffene Jugendliche schon vor dem Ereignis nicht gut integriert und Zielscheibe von Spott war. Dann kann die neue Situation der Tropfen sein, der das Fass zum Überlaufen bringt, und die Einrichtung für das Kind zu einem seelischen Minenfeld macht. Auch aus diesem Grund sollten professionelle Bezugspersonen darauf achten, was in der Gruppe der Kinder geschieht und wie mit dem Thema umgegangen wird.

Gehen Sie mit gutem Beispiel voran, sprechen Sie Schwierigkeiten unaufgeregt an und unterbinden Sie deutlich – wie sonst auch – wenn Kinder in die Enge getrieben werden.

»Wir haben uns natürlich alle gefragt, was da genau passiert ist. Auch Leute, die eigentlich sonst gar nichts mit ihr zu tun haben. Es war gut zu hören, wie es Amelie damit geht, wenn wir andauernd über sie sprechen. Da haben wir erst kapiert, dass es nicht um eine spannende Geschichte, sondern um einen echten Menschen geht.« Samuel (17 Jahre), nachdem die Mutter einer Mitschülerin spurlos verschwunden war

Besonders bei Traumatisierungen durch einen Todesfall können viele Verletzungen und Missverständnisse durch eine gewisse Vorbereitung in der Einrichtung vermieden werden.

Zu wissen, wann der erste Geburtstag des Kindes ohne seinen Papa oder wann der Todestag der Mama ist, macht es möglich, an diese besonderen Tage zu denken und mit ihnen umzugehen: Viele Kinder vergessen nie mehr, welche Lehrkraft ihnen am Todestag einen kleinen Stern aus Glas geschenkt hat. Machen Sie sich schon im Vorfeld Gedanken, wie Sie mit Vater- oder Muttertag umgehen wollen und beziehen Sie Kinder weiterhin mit ein. Selbst wenn Kinder Ihren Vorschlag dann nicht eins zu eins umsetzen wollen, wirkt doch die Tatsache, dass Sie sich Gedanken gemacht haben und das ist viel wertvoller als die perfekte Idee.

Wenn Fachkräfte mit einer klaren Haltung und aus eigener innerer Überzeugung offen mit traumabelasteten Kindern umgehen, können auch sie wertvolle Verbündete, Hafen und Leuchtturm sein.

4.4. Traumatisierte Jugendliche – Verbindung und Orientierung altersgerecht anpassen

Jugendliche stehen vor der großen Aufgabe ihren eigenen Weg zu finden, daher ist die Jugendzeit für die Themen Orientierung und Verbindung eine ganz besondere. Ihre Entwicklung, die sich irgendwann zwischen Ablösung und Annäherung einpendelt, ist häufig von spürbarem Schwanken zwischen Altem und Neuem geprägt. Wenn nun auch noch ein traumatisierendes Lebensereignis mit einer Überdosis Stress hinzukommt und das Bindungssystem, das sich gerade mitten im Umbau befindet, massiv aktiviert wird, entsteht ein sehr komplexes Bild.

Lassen Sie Ihrem Jugendlichen die Wahl und fördern Sie den Umgang mit dem Freundeskreis

Viele Jugendliche wählen eher befreundete Gleichaltrige als ihre erwachsenen Bezugspersonen, um wichtige Themen zu besprechen und sich zu öffnen. Das ist nicht immer einfach für die Bezugspersonen und kann sich sogar richtiggehend verletzend anfühlen. Besonders wenn sie die Not deutlich spüren und gleichzeitig merken, dass sie gerade nicht der oder die Richtige sind, um Trost, Rat und Unterstützung zu leisten.

Vergegenwärtigen Sie sich, dass diese Orientierung nach außen normal und gesund ist. Das Spüren von Freundschaft, Normalität und Zusammenhalt sowie die Beziehung zu unbelasteten Jugendlichen können sehr stabilisierend und entlastend sein. Sagen Sie deutlich, dass es Ihnen einzig darum geht, dass Ihr Kind nicht allein mit der schwierigen Situation bleibt und Sie voll und ganz hinter der Wahl seiner Vertrauenspersonen stehen.

Behalten Sie im Blick, dass nicht alle Gleichaltrige auch über einen längeren Zeitraum Verständnis für Symptome und Schwierigkeiten betroffener Jugendlicher haben. Manchmal nerven Sonderregelungen nach der ersten Zeit oder eine Mischung aus Unsicherheit, Rücksichtnahme und Unverständnis führt nach und nach zu einer Ausgrenzung des betroffenen Kindes. Beachten

Sie auch, dass manche Jugendliche, die vielleicht vor dem Ereignis ganz gerne unabhängig und allein unterwegs waren, sich nach einem Ereignis plötzlich isoliert und einsam fühlen.

Verwechseln Sie Coolness nicht mit Abgebrühtheit und sagen Sie, dass Sie da sind

Vielleicht wirken Jugendliche in der Situation »übercool«, sind viel mit Freunden unterwegs, äußern sich eher abwertend oder flapsig über die eigenen Symptome und weisen die Sorge ihrer Bezugspersonen zurück.

Verwechseln Sie diese Reaktion nicht mit Abgebrühtheit. Im Jugendalter wird Belastung unter Umständen sehr lange – das heißt, solange die Kraft nur irgendwie dafür reicht – nur mit sich selbst ausgemacht oder höchstens in die Gruppe der Gleichaltrigen mitgebracht. Das kann auf eine Art und Weise geschehen, die für Menschen außerhalb dieser Altersgruppe nur schwer oder gar nicht nachvollziehbar ist. Das macht sie für die Jugendlichen nicht weniger stimmig oder wirkungsvoll. Versichern Sie Ihrem Kind, dass Sie da sind, ohne zu verlangen, dass es sich öffnen muss. Manchmal bewirkt dieses Angebot allein schon viel mehr Gutes als überfordernde Gespräche über das Erlebte.

Machen Sie keine Vorwürfe und hören Sie hin

Viele von uns werden sich noch gut an Gedanken, Verhalten und Einstellungen aus der eigenen Jugendzeit erinnern können. Rückblickend waren sicher nicht alle Lösungsversuche und Überzeugungen so gut, wie sie damals zunächst schienen.

Versuchen Sie in Kontakt zu bleiben, auch wenn Sie eine völlig andere Meinung zu etwas haben, das Ihr Kind gerade tut. Fehlerfreundlichkeit und Offenheit ermöglichen, die Verbindung auch dann zu halten, wenn sich etwas, das Ihr Kind zunächst überzeugt vertreten hat, im Nachhinein doch als wenig hilfreich herausstellt. Nur so, in Respekt vor der Autonomie der Heranwachsenden, gelingt es auch bei Fehlern zusammen zu stehen. Eine Fähigkeit, die durch das Androhen von Strafe oder ein »Das habe ich Dir doch gleich gesagt« nur allzu leicht Schaden nehmen kann – so sehr es auch manchmal auf der Zunge liegen mag. Zeigen Sie deutlich, dass Sie auch dann da sind, wenn etwas schiefgeht oder letztlich doch nicht hilft.

In manchen Fällen, in denen Jugendliche »dichtmachen«, kann ein persönlicher Brief helfen, Ihre Sorge, Liebe und den Wunsch zu helfen, in Worte zu fassen. Wenn Sie diesen Weg wählen, achten Sie bitte darauf, keine Vorwürfe zu machen oder Druck aufzubauen, indem Sie die Hauptbetonung darauf legen, wie schlecht es Ihnen selbst gerade geht. Bleiben Sie klar und zugewandt, und überlassen Sie Ihrem Jugendlichen selbst, ob überhaupt, wann und wie eine Reaktion auf den Brief erfolgt.

5. Untiefen bewältigen – über das Unfassbare sprechen

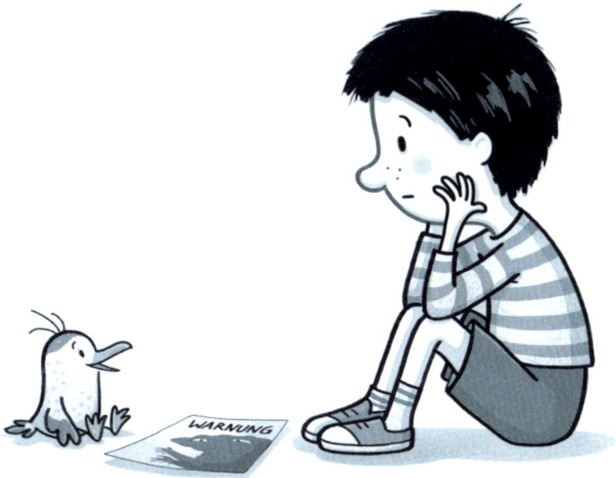

Die Last seiner Fragen kostet Kraft und lässt das Seefahrerkind nicht zur Ruhe kommen. Ein bisschen Angst hatte es schon gehabt vor den Antworten, doch nun wird der Kopf klarer, das Herz langsam ruhig.

5.1. Warum Gespräche wichtig sind und wie sie gelingen

In manchen Fällen steht die Traumatisierung eines Kindes oder Jugendlichen in Zusammenhang mit einem Todesfall, etwa durch Unfall, Suizid oder Gewalt. Themen, bei denen erwachsene Bezugspersonen teils selbst kaum auf Erfahrungen zurückgreifen können und vor großen Fragen stehen.

»Sollte ich überhaupt mit einem Kind über ein Thema wie Suizid sprechen?«

»Vergisst es nicht einfach, was passiert ist? Es ist ja noch so klein und versteht das alles eh nicht.«

»Auf wen soll ich hören? Ich höre ganz unterschiedliche Ratschläge.«

»Ich möchte offen mit meinem Kind umgehen, aber wer hilft mir, die richtigen Worte zu finden, um nicht noch mehr Schaden anzurichten?«

Vielleicht haben auch Sie Widersprüchliches zu der Frage gehört, wie offen Sie mit einem belastenden Ereignis im Leben Ihres Kindes oder Jugendlichen umgehen sollen. Besonders nach plötzlichen Todesfällen, nach Suizid und wenn das betroffene Kind noch sehr klein ist, kann es sein, dass Ihnen geraten wurde eine andere Geschichte zu erzählen oder gar nichts zu sagen.

Viele Menschen meinen es grundsätzlich gut, wenn sie diese oder ähnliche Tipps geben. Sie haben das Wohl des Kindes oder der Familie im Blick und wahrscheinlich auch große Angst davor, etwas zu raten, das zusätzlichen Schaden oder Leid anrichten könnte.

»Wie soll ich einem Kind erklären, dass die Mama sich das Leben genommen hat?«

»Wie soll ich begreifbar machen, dass der ältere Bruder bei einem Verkehrsunfall verstorben ist und nie mehr wiederkommt?«

Dieses Kapitel soll zunächst einige Grundlagen vermitteln: zur eigenen Vorbereitung auf schwierige Gespräche, aber auch in Bezug auf ein paar besondere Themen. So kann hoffentlich Zuversicht entstehen, dass auch diese gut und sicher besprochen werden können. Auf eine Art, die mehr Sicherheit statt mehr Verunsicherung zur Folge hat und Kinder und ihre Bezugspersonen zu einem besseren, einem stärkeren Team, mit stabiler Verbindung und gemeinsamer Orientierung macht.

Warum eigentlich darüber reden?

Wenn Kinder erleben, dass ihre Bezugspersonen große Angst haben über bestimmte Aspekte des Erlebten zu sprechen, ziehen sie nicht nur Schlüsse über sich selbst, sondern auch über ihre Großen und das Ereignis. Sowohl ihr eigener Zustand, als auch die Stabilität der Bezugspersonen wird dann als besorgniserregend interpretiert und sie schlussfolgern unter Umständen, dass das Ereignis so schlimm ist, dass es weder besprochen, noch verkraftet werden kann. Daraus – und verstärkt durch das Gefühl, dass nicht mit offenen Karten gespielt wird – leiten Kinder dann ab, wie sehr sie sich zumuten und zeigen dürfen.

»Immer wenn ich reinkam, tat Mama so, als würde sie am Telefon über etwas anderes sprechen. Und ich hab sofort gedacht, es geht um Papa. Dann habe ich versucht zu lauschen und gemerkt: Es geht ja um mich!« Silvio (9 Jahre), nach dem ungeklärten Tod seines Vaters

Wir Menschen sind nicht gut darin, dauerhaft offene Fragen auszuhalten. Wir suchen nach Antworten, und Erklärungen geben uns ein Gefühl von Sicherheit und Kontrollierbarkeit, auch wenn wir am Geschehen selbst nichts ändern können.

Je relevanter die offenen Fragen für das Selbst- und Weltverständnis sind, je größer die Verunsicherung, die sie auslösen, desto wichtiger wird es für Kopf und Herz, Antworten zu finden.

Kinderfragen nach einem plötzlichen Todesfall oder einem Suizid gehören dabei wohl zu den relevantesten, die sich Menschen stellen können.

»Was genau ist eigentlich geschehen?«

»Wie konnte das nur passieren?«

»Hätte das irgendjemand – vielleicht sogar ich – verhindern können?«

»Hatte das etwas mit mir zu tun?«

Diese Fragen einmal wirken zu lassen, macht unmittelbar spürbar, wie unerträglich schwer sie zu tragen sind. Sie werden nicht durch Aussparen oder Verschieben zur Ruhe kommen, selbst wenn sie irgendwann nicht mehr offen gestellt werden. Sie werden weiter nach Antworten streben, und Kinder werden, wenn sie diese nicht im Außen finden, allein weitersuchen. Leider sind diese allein gefundenen und sich selbst gegebenen Antworten nicht immer günstig, sondern vielfach schmerzhaft oder von Schuld geprägt.

»Ich habe mich die ganze Zeit gefragt ob es was mit mir zu tun hatte, dass Axel das getan hat. Das hätte dann auch erklärt, dass Mama die ganze Zeit so komisch mit mir war und nicht darüber sprechen wollte.« Katharina (11 Jahre) nach dem Suizid ihres Bruders

Vertrauen zu können, wenn die See rau wird, auf meine Großen und auf das, was sie mir erklären, ermöglicht bei aller Unsicherheit und allem Schmerz ein Gefühl von »wir gemeinsam«.

So sind offene Gespräche mit Kindern und Jugendlichen beides: eine vielleicht zunächst ängstigende Aufgabe – und eine große Chance.

Gut vorbereitet in das Gespräch starten

Um Orientierung und eine sichere Verbindung anbieten zu können, brauchen Bezugspersonen die dafür notwendige eigene Sicherheit. Damit ist nicht gemeint, auf jede Frage bereits im Vorfeld eine Antwort zu wissen oder schon jeden Schritt zu überblicken, der kommen wird. Vielmehr geht es darum, dem Kind zu signalisieren: »Die Situation und das Thema lähmen mich nicht, an mir kannst du sehen, wie es geht.«

Damit ist auch gemeint zu zeigen, wie es auf gute Art und Weise »geht«, im Moment noch keine Antwort zu kennen oder mit einem Thema umzugehen, das nicht zu lösen ist.

Finden Sie einen guten Stand

Holen Sie Menschen an Ihre Seite, die sich gut mit dem Thema, das Sie vorbereiten, auskennen und Ihnen stärkend zur Seite stehen können. Dann kann es gelingen, gute, wahre und für Sie stimmige Worte zu finden, die in einfachen Bildern vermitteln worum es geht.

Ein guter Test dafür ist es, wenn Sie vorab einmal die Worte und Erklärungen zu sich selbst sprechen: Führen diese bei Ihnen selbst zu etwas mehr Ruhe? Wenn Sie merken, dass Sie ein großes Bedürfnis spüren, selbst erst einmal Ihr Herz auszuschütten, nehmen Sie dieses ernst und überlegen Sie, mit welchem erwachsenen Gegenüber das möglich ist. Wer kann für Sie Leuchtturm und Hafen sein?

Fassen Sie sich ein Herz

Versuchen Sie Ihr Kind mit allen seinen Facetten zu sehen. Mit allem, was gerade herausfordernd ist, aber auch all dem, was es schon bewältigt hat und über das Ereignis hinaus in sich trägt. Lassen Sie nicht Ihre Ängste und Sorgen das Steuer übernehmen, strahlen Sie stattdessen aus: »Es ist ein schwieriges Thema, aber es ist nur ein Teil des Lebens. Ich habe keine Angst davor, und wenn es zu anstrengend wird, weiß ich, wie es geht, eine Pause zu machen.«

Halten Sie aus

Auch wenn es vielen Erwachsenen schwerfällt: In aller Regel geht es in dieser Art von Gespräch gar nicht primär darum, ein »Werkzeug« parat zu haben, zu trösten, zu lindern oder zu reparieren. Der Wert liegt vielmehr ist der geteilten Erfahrung gemeinsam auszuhalten, auch ganz ohne Lösung. Das allein verändert das Erleben, macht Zusammenhalt spürbar und würdigt, »was gerade ist«.

> »Wir saßen zusammen, und es gab nichts mehr zu sagen. Die ganze Sache war so schlimm, dass sie eigentlich gar nicht auszuhalten war. Komischerweise war es genau dieses gemeinsame Gefühl, das machte, das wir es zusammen irgendwie doch aushielten.« Martin, Onkel von Anton (10 Jahre), nach dem Abschied von Antons kleiner Schwester auf der Intensivstation

Es hat sich sehr bewährt, zwischen den Zeilen zu lesen und Äußerungen, Reaktionen, Gesprächsabbrüche oder sogar Entwertungen und flapsige Bemerkungen weder persönlich zu nehmen noch in ihrem Inhalt auf die Goldwaage zu legen. Geben Sie Ihrem Kind die Möglichkeit selbst zu steuern und Angebote, die Sie machen (Trost, Körperkontakt, ein weiteres Gespräch) abzulehnen, ohne Sie zu kränken. Sonst erzeugt ein gut gemeinter Impuls zuletzt sogar mehr Druck und verhindert, dass unser Seefahrerkind sich selbst reguliert. Und das kann eben auch durch Abstand, Ablenkung oder ein anderes Gegenüber sein. Auch ein abgelehntes Angebot wirkt, schenkt zum einen das Gefühl von Fürsorge, zum anderen die Freiheit selbst entscheiden zu dürfen.

Bleiben Sie flexibel

Es kann sein, dass Ihr Kind sofort viele Fragen hat und immer weitersprechen möchte, es kann ebenso sein, dass es relativ schnell genug oder schon annähernd zu viel ist. Versuchen Sie ein Gespür für die Kraft zu bekommen, die bei Ihnen beiden noch zur Verfügung steht. Wenn Sie keinen starren Plan, sondern eher ihren jeweiligen »Akku« im Blick haben, sind Sie auf einem sehr viel sichereren Weg, Ihr Kind nicht zu überlasten, als wenn Sie sich vornehmen, was Sie mindestens oder höchstens besprechen wollen. Achten Sie darauf, wie viel Energie Sie und das Kind haben und machen Sie die Dauer des Gesprächs davon abhängig.

Sollten Sie Überlastung bei Ihrem Kind wahrnehmen, sprechen Sie Ihre Beobachtung ruhig und selbstsicher an: Fragen Sie, ob Ihr Eindruck stimmt, und schlagen Sie zum Beispiel eine Pause vor. Sollten Sie wahrnehmen, dass die Nachfragen kein Ende finden, die Belastung aber durch das Weitergehen im Thema eher kontinuierlich ansteigt, verfahren Sie auf dieselbe Weise. Sollten Sie tatsächlich auf eine nachhaltige und wiederholte Weigerung stoßen, sich mit notwendigen Themen auseinanderzusetzen, holen Sie sich professionelle Hilfe bei der Einschätzung der Situation an die Seite.

Machen Sie sich zudem frei von Erwartungen, wie eine mögliche Reaktion auf das Gesagte auszusehen hat und erzeugen Sie keinen Druck, selbst wenn es Ihnen schwerfällt, die Wirkung des Gespräches einzuordnen.

Finden Sie gute Ziele für Ihr Gespräch

- **Ehrliche Orientierung und vertrauensvolle Verbindung**
  Daraus entsteht das wertvolle Gefühl der Zusammengehörigkeit, das auch bei schlimmen Wahrheiten schützt.
- **Respekt voreinander und Raum für Unterschiedlichkeit**
  Daraus entsteht die Möglichkeit, Themen zu besprechen und einander zu verstehen, auch wenn es Unterschiede in Wahrnehmung und Erleben gibt.
- **Gemeinsame Worte und eine erzählbare Geschichte**
  Daraus entsteht das Erleben von Sicherheit in einer ängstigenden Zeit.
- **Erklären und verstehen**
  Daraus entsteht die Möglichkeit zum Handeln, die dem Traumagefühl von Unkontrollierbarkeit und Hilflosigkeit entgegenwirkt.

So setzen Sie einen guten Rahmen

Nehmen Sie sich ausreichend Zeit für Ihre eigene Vorbereitung, behalten Sie dabei einen klaren Blick auf sich selbst.

Der richtige Zeitpunkt

Manchmal ist die innere Stimme bei ängstigenden oder unangenehmen Aufgaben sehr bereit, immer neue Gründe zu finden, warum der Zeitpunkt noch nicht gut genug passt. Aber ein Moment, in dem es sich wirklich gut anfühlt, ein solches Gespräch zu führen, wird wahrscheinlich nicht kommen, und oft bedarf es ein wenig Überwindung, das ist normal und gehört dazu. Führen Sie das Gespräch nicht zwischen Tür und Angel und nicht, wenn der Tag ohnehin schon sehr anstrengend, aufwühlend oder konflikthaft war.

Der richtige Aufbau

Geben Sie Ihrem Kind oder Jugendlichen die Chance, sich ein wenig zu wappnen. Stress und die Notwendigkeit, einem Kind etwas Schmerzhaftes zuzumuten, können dazu führen, dass Erwachsene, ohne es zu bemerken, unmittelbar vorher besonders fröhlich oder aufgedreht im Umgang mit eben diesem Kind sind. Dieser Schutzimpuls führt dazu, dass die »Fallhöhe« umso größer wird. Ihr Kind darf merken, dass es um ein ernstes Thema geht. Strahlen Sie aus, dass Sie wissen, wie es geht, selbst wenn es schwierig wird. Beginnen Sie mit den wesentlichen Inhalten, so wie Sie sie – vielleicht mit Hilfe – vorbereitet haben. Bauen Sie darauf Schritt für Schritt auf.

Die richtige Dosierung

Es kann schwer sein, langsam und bedacht nur einen Punkt nach dem anderen zu beleuchten. Denken Sie daran, dass ein höheres Tempo oder noch mehr Informationen nicht mehr, sondern eher weniger Sicherheit erzeugen.

Es gibt eine hilfreiche Strategie, die ein wenig Konzentration erfordert, dann aber sehr schützend wirkt: Orientieren Sie sich nach den ersten Schritten im Gespräch ganz bewusst an den Fragen des Kindes. Hören Sie gut hin und beantworten Sie erst einmal nur, was wirklich gefragt wird. So bekommt Ihr Kind die Möglichkeit, das Tempo mitzubestimmen und sich vor Überforderung zu schützen. Sie können sich achtsam daran orientieren, ob das Kind eine weitere Frage stellt, ob es momentan reicht oder ob Sie mit dem Gespräch noch einen Schritt weitergehen möchten.

> »Alles auf einmal hätte ich nie ausgehalten! … Und ich hätte mich gar nicht getraut zu fragen, wenn ich es nicht auch wieder hätte stoppen können.« Ben (11 Jahre), nach der Verurteilung seiner Mutter

Eigene Ansprüche, die Gespräche eher erschweren

Viele Erwachsene haben Angst davor, dass die wirklich schwierigen und vielleicht nicht zu beantwortenden Fragen überhaupt erst durch ein öffnendes Gespräch entstehen. Sie fürchten, dass sie dann hilflos werden, nicht mehr weiterwissen – und es danach schlimmer ist als vorher.

Auf alle Fragen eine Antwort haben wollen

Machen Sie sich klar: Die schwierigen Fragen sind ohnehin da, mindestens in den Köpfen der Kinder und Jugendlichen. Besser ist es, wenn sie ausgesprochen werden dürfen, wenn sie sichtbar und geteilt werden. Große und Kleine können sich ihnen dann gemeinsam stellen und zuwenden.

Dabei kommt der Vertrautheit und dem Vertrauen zwischen Erwachsenen und Kind sowie einem mitfühlenden und dabei klaren Umgang eine stärkere Schutzwirkung zu als konkreten Antworten. Antworten Sie ruhig: »Das ist eine wichtige Frage. Ich muss erst selbst darüber nachdenken« und denken Sie daran, rechtzeitig Hilfe mit an Bord zu holen. Es ist völlig normal, im Umgang mit existenziellen Themen an und über Grenzen zu kommen.

Keinen Schmerz erzeugen wollen

Mit Kindern über schmerzhafte Dinge zu sprechen, erzeugt auch bei den Erwachsenen, die diese Aufgabe übernehmen, Schmerz. Es kann gut sein, dass es einen so tiefen Wunsch gibt, das Kind zu schützen, dass alle Tipps, das Kind lieber nicht zu konfrontieren, besonders gut gehört werden. Dieser Impuls ist nur allzu verständlich und erwächst in aller Regel aus der Liebe zu dem betroffenen Kind oder Jugendlichen. Der Möglichkeit, in echter und offener Verbindung einen gemeinsamen Weg zu gehen, steht er jedoch entschieden entgegen.

So wird die Rolle als Leuchtturm und Hafen in der Auseinandersetzung mit Tragik und Begrenztheit auch Schmerz mit sich bringen. Diesen vollständig zu vermeiden ist ein Ziel, das weder sinnvoll noch erreichbar ist. Echte Verarbeitung, Wachstum und Entwicklung setzen auch voraus, Tragik und Schmerz einen Platz zu geben und in guter Verbindung zu lernen, mit diesen leidvollen Gefühlen umzugehen.

Das Gespräch nur dann führen, wenn das Kind alles begreifen kann

Viele Bezugspersonen bekommen aus ihrem Umfeld den Ratschlag, insbesondere mit jungen Kindern nicht über Themen wie Tod oder Suizid zu sprechen, da das Kind ja ohnehin inhaltlich noch nicht wirklich verstehen könne, was erklärt wird. Eine spannende Annahme, kennen wir doch alle im Umgang mit kleinen Kindern nur allzu gut Hunderte von Alltagssituationen, in denen wir ganz selbstverständlich Vorgänge, Dinge oder Tatsachen erklären, die diese kognitiv noch nicht erfassen können. Warum ist das so? Weil Kinder mehr als nur die Worte hören. Sie lesen ab, wer gerade Bescheid weiß, wie umzugehen ist mit einer Situation, wie ein Ding oder eine Tätigkeit heißt – und wachsen so ganz natürlich in ein immer umfänglicheres Verstehen hinein.

Ähnliches gilt auch für schwierige Themen wie Sterben und Tod. Auch hier haben Kinder die Möglichkeit, in Worte, in Erklärungen, in eine gemeinsame Geschichte und das Verstehen hineinzuwachsen.

Was, wenn mein Kind nicht sprechen will?

Mitzubekommen, was Kinder bewegt, ist ein Grundbedürfnis von Bezugspersonen und ein wichtiger Baustein der Fürsorge, die sie für ihre Schutzbefohlenen ausüben. Dadurch, dass etwas Schwieriges passiert ist und die Sorge besteht, dass es dem Kind nicht gut gehen könnte, wird dieses Bedürfnis häufig noch wesentlich verstärkt.

Wenn dann als Antwort auf besorgtes Nachfragen nur »weiß nicht« oder bei Älteren vielleicht auch »egal« geantwortet wird, entsteht etwas, das viele Erwachsene im Umgang mit Kindern und Jugendlichen nur allzu gut kennen: eine ungute Spirale aus Nachdrücken und Ausweichen, die statt größerer Nähe immer mehr Distanz zur Folge hat.

Wenn diese Tür einmal geschlossen ist, hilft kein noch so starkes Rütteln. Machen Sie sich statt »zu drücken« auf die Suche nach einem geeigneten Schlüssel, um mit Ihrem Kind und seiner Gefühlswelt in Kontakt zu bleiben.

Gründe, aus denen Kinder schweigen

Im Zuge der persönlichen Entwicklung lernen Menschen bestenfalls, ihre Gefühle wahrzunehmen, einzuordnen und auszudrücken. Kinder stehen in dieser Entwicklung auf ganz individuellen Stufen und sind insofern mehr oder weniger geübt, Gefühle wahrzunehmen, sie voneinander zu unterscheiden und dann auch noch in Worte zu fassen. Vielleicht ist die Aufgabe, über sein momentanes Gefühlsleben zu sprechen, für Ihr Kind gar nicht wirklich gut zu lösen und erzeugt daher Druck, Gegenwehr oder Rückzug. Dafür kann es verschiedene Gründe geben:

- Familien haben ***unterschiedliche Stile***. Wenn Sie bislang nicht geübt haben, miteinander über Gefühle zu sprechen, sich zu öffnen, sich auch ratlos, verwundbar oder durcheinander zu zeigen, ist dieses Herangehen für Ihr Kind vermutlich sehr ungewohnt und an sich schon etwas alarmierend.
- Viele ***Kinder haben sehr feine Antennen*** dafür, wie belastet oder beun-

ruhigt ihre Bezugspersonen ohnehin schon sind, möchten keine weiteren Sorgen bereiten und keine vermeintlichen Erwartungen enttäuschen.

- ***Gefühle sind sehr subjektiv*** und hängen eng mit individuellen Bewertungen zusammen. Vielleicht sind die Gefühle bei Ihrem Kind tatsächlich andere, als Sie vermuten oder selbst haben.
- ***Druck erzeugt Gegendruck:*** Vielleicht ist das Verstummen oder der Rückzug Ihres Kindes das letzte Mittel, sich selbstbestimmt zu fühlen. Kinder, die erleben, dass – wenn auch gut gemeint – ihre Grenze nicht gewahrt und ihr Widerstand nicht respektiert wird, wissen sich manchmal nicht anders zu helfen, als »zuzumachen«.

Bleiben Sie auch ohne Gespräch in gutem Kontakt

Versuchen Sie sich Ihrer eigenen Gefühle klar zu werden und diese gut von den Gefühlen Ihres Kindes zu unterscheiden. Welche Gefühle spüren, vermuten oder befürchten Sie bei Ihrem Kind und welche Gefühle gehören eigentlich zu Ihnen? Behalten Sie diese ***Klarheit*** auch im direkten Kontakt, treten Sie ruhig und mitfühlend auf, interessiert, aber ohne Druck auszuüben.

- Nehmen Sie die Haltung ein: ***Es ist ein guter Grund, aus dem Ihr Kind gerade nicht sprechen will.*** Selbst wenn Sie diesen (noch) nicht verstehen oder sich etwas anderes wünschen.
- Häufig haben Erwachsene das Gefühl, das Kind solle über etwas sprechen, könne es aber nicht. Versuchen Sie zu erspüren, ob das wirklich so ist. ***Kann Ihr Kind nicht über seine Gefühle sprechen – oder will es nicht?*** Hinter einem »Nichtkönnen« stecken manchmal Ängste und Sorgen: davor, von den eigenen Gefühlen überrollt zu werden, vor den Reaktionen der Erwachsenen oder dem Gesprächsverlauf. Davor, dass im Gespräch zu viel Druck entsteht oder sich die Erwachsenen nicht mehr bremsen lassen. Oder auch davor, sich zu zeigen und damit Sorgen auszulösen und »schwierig« zu sein. Wenn diese Punkte zutreffen, ist es gut, diese Sorgen auszuräumen und Ängste möglichst zu beruhigen.

  Nicht sprechen zu wollen hat vielleicht ganz andere Gründe: Vielleicht hat Ihr Kind einfach ein anderes »Timing« als Sie. Viele Menschen, ob groß oder klein, müssen ein Thema und die eigenen Gefühle erst eine Zeit lang allein betrachten und einordnen, bevor sie in Kontakt gebracht werden können. Vielleicht schützt es sich aber auch vor einem weiteren Gefühl der Hilflosigkeit, indem es das Thema deutlich begrenzt. Zeigen Sie Respekt für die Herangehensweise Ihres Kindes, und signalisieren Sie, dass Sie jederzeit da sind, falls sich sein Bedürfnis ändern sollte.

- ***Hören Sie wirklich zu und versuchen Sie zu verstehen,*** wie es Ihrem Kind geht und was seine Motivation ist, wenn es nicht sprechen möchte. Erst dann macht es Sinn zu überlegen, was der richtige Umgang damit ist. Dazu gehört manchmal, sich selbst ganz bewusst zu bremsen, weder vorschnell ins Überzeugen zu geraten noch in der eigenen Sorge zu versinken.
- ***Seien Sie geduldiger, als es Ihre Sorge gerade zulassen möchte!*** Gerade bei Themen, die ohnehin schon sehr viel mit Hilflosigkeit zu tun haben, ist es wichtig, nicht selbst noch dazu beizutragen, dass das Gefühl von Selbstwirksamkeit ausgehebelt wird. Darauf reagieren Kinder und ganz besonders Jugendliche ohnehin hochallergisch, umso mehr, wenn es um wirklich wichtige und sehr persönliche Themen geht. Auch wenn die Sorge groß ist, erzwingen lässt sich Offenheit nicht!

  Erklären Sie stattdessen, dass es Ihre Aufgabe ist, da zu sein, und alles zu tun, um das Kind zu unterstützen. Benennen Sie Ihre Sorgen oder Vermutungen und fragen Sie nach, ob Sie richtigliegen. Sagen Sie zum Beispiel: »Ich denke, dass du vielleicht nicht mit mir darüber sprechen möchtest, wie es dir geht, weil du Angst hast, dass ich dann nicht mehr lockerlasse oder das Thema zu groß wird, stimmt das?«, oder »Kann es sein, dass du noch eine Weile brauchst, bevor du sprechen möchtest? Das kann ich gut verstehen, auch wenn ich mir Sorgen mache und merke, dass bei dir gerade viel los ist.« Vielleicht auch: »Manchmal gibt es Themen, über die können wir nur mit ganz bestimmten Menschen sprechen. Vielleicht bin ich für dich gerade gar nicht unbedingt geeignet. Das ist ganz in Ordnung, ich möchte nur nicht, dass du ganz allein bist.«

  Dieses Vorgehen signalisiert Interesse und Offenheit, hilft, wenn dem Kind die Worte fehlen und gibt Ihnen, ohne dabei Druck aufzubauen, die Möglichkeit, Ihrem Kind zu sagen, wie wichtig es Ihnen ist, bei ihm zu sein. Sollte Ihr Kind einen Schritt auf Sie zugehen, achten Sie auf Ihr Tempo, damit Sie die eben geöffnete Tür nicht durch zu hohen eigenen Druck selbst wieder zuschlagen.

»Ich wusste ja, dass sie sich Sorgen macht, aber ich konnte einfach nicht! Wie spricht man darüber, dass man den Verstand verliert? Jetzt bin ich froh, dass sie dann weniger gefragt, sondern eher Vorschläge gemacht hat, was los sein könnte, ohne zu bohren. Da konnte ich dann einfach nicken.« Tim (12 Jahre), nachdem er aus einer Lawine gerettet wurde

- ***Nutzen Sie auch andere Wahrnehmungskanäle*** als das direkte Gespräch. Woran merken Sie normalerweise, dass Ihr Kind gerade mit einem schwierigen Thema ringt? Am Verhalten? Dem Körperausdruck? Der Ausrichtung von Gedanken und Gefühlen? Überlegen Sie dann, abseits vom Thema, was normalerweise guttut, Unterstützung spürbar macht und signalisiert, dass Sie da sind. Setzen Sie kleine Zeichen, schreiben Sie ein liebes Zettelchen, bringen Sie den Lieblingspudding mit oder schlagen Sie einen Filmabend vor. Signalisieren Sie: »Ich sehe dich und möchte dir helfen, ohne dich zu bedrängen.«
- ***Helfen Sie Ihrem Kind, in Kontakt mit Gleichaltrigen, aber auch anderen Bezugspersonen zu bleiben.*** So können Sie dazu beitragen, dass Gespräche auch mit anderen Menschen möglich sind und Ihr Kind eine größere Wahl hat, wann und mit wem es sprechen möchte.
  Wenn Sie merken, dass Sie sich immer größere Sorgen machen, bei Gesprächen mit Ihrem Kind selbst völlig aufgelöst oder unaufgeräumt sind oder die Situation allein nicht einschätzen können, holen Sie sich unbedingt Hilfe an Ihre Seite!

5.2. Besonderheiten bei traumatischen Todesfällen

In diesem Kapitel wenden wir uns, wie schon erwähnt, ein paar Themen zu, die für Kinder nach traumatischen Todesfällen eine Rolle spielen.

Umstände und Art eines Verlustes nehmen durchaus Einfluss auf seine Wirktiefe und die Nachhaltigkeit der Erschütterung von Selbst- und Weltbild, auch wenn das Ereignis selbst natürlich nicht allein darüber bestimmt, ob Traumasymptome entstehen oder nicht. (siehe Kapitel 1.2. »Einmal Trauma, immer Trauma – oder wird das wieder gut?«, ab Seite 31).

Mehr Informationen und praktische Hinweise zu den Traueraufgaben, die Familien nach dem Tod einer nahestehenden Person zu bewältigen haben, und zur Begleitung von Kindern in der Zeit von Sterben und Abschied finden Sie zum Beispiel im Buch »Wie Kinder trauern« (siehe Literaturauswahl im Anhang, ab Seite 185).

Tod eines Elternteils

Je jünger Kinder sind, desto abhängiger sind sie von ihren Bezugspersonen. Sie brauchen ihre Großen für ihre körperliche, seelische und psychische Entwicklung und Versorgung. Nur zusammen mit ihnen können sie überleben, nur dann sind Versorgung und Sicherheit gewährleistet. Das macht verständlich, warum die Verbindung zu den primären Bezugspersonen ein Leben lang bedeutsam bleibt und warum gilt: Ganz gleich wie harmonisch oder belastet das Verhältnis zwischen Eltern und Kindern war, Mutter oder Vater zu verlieren ist ein massiver Lebenseinschnitt.

Manchmal wird auch heute noch der Irrglaube vermittelt, der Verlust eines Elternteils sei in sehr jungem Alter leichter zu verkraften oder würde sogar schnell vergessen. Selbst wenn sehr junge Kinder vielleicht noch nicht vom Verstand her begreifen, was es bedeutet, dass Mama oder Papa gestorben sind, so nehmen sie doch schmerzhaft und unauflösbar den anhaltenden Trennungsschmerz wahr.

Die Fragestellungen und aufgeworfenen Verarbeitungsaufgaben durch den Tod eines Elternteils sind sicher in jedem Alter und bei jedem Kind oder Jugendlichen ein wenig anders. Der Schmerz jedoch, der einen guten Rahmen braucht, verbindet alle diese Kinder.

Der plötzliche Tod

Ein Todesfall, der völlig unerwartet geschieht – etwa durch einen Unfall, einen Herzinfarkt oder einen Suizid – stellt Familien vor große Herausforderungen. Die innere und äußere Vorbereitung auf einen anstehenden Abschied fehlen und können nicht dabei helfen, den Verlust anzunehmen.

Häufig ist so die erste Zeit von einem intensiven Schwanken zwischen Auflehnung und Begreifen geprägt. Intensive Gefühle der Fassungslosigkeit, aber auch das Erleben von Betäubung, Unwirklichkeit und Wut kosten Familien viel Kraft.

Bereits früh müssen bürokratische Abläufe geregelt werden, und häufig findet, während der Kopf und das Herz noch mit der Realisierung kämpfen, bereits die Bestattung statt.

Das Zeitfenster, in dem der Abschied gestaltet und Weichen für die Verarbeitung gestellt werden können, ist klein, und viele Erwachsene werden durch Sorge – nicht zuletzt aus dem Erleben der eigenen Belastung heraus – darin gehemmt, Kinder in die Abläufe mit einzubeziehen. Dabei ist eine frühe gute Orientierung für Kinder besonders nach einem unerwarteten Todesfall von großer Bedeutung. Viele Kinder wünschen sich, wenn sie stabile und sichere Bezugspersonen erleben, in Abläufe einbezogen zu werden, häufig sogar, den Verstorbenen noch einmal zu sehen. Diese Möglichkeit, mindestens aber eine aktive Teilnahme an Ritualen und Abläufen, kann Kindern dazu verhelfen, dass sie mitgestalten und der Abschied zu einem wichtigen Teil ihrer eigenen Geschichte wird. Dann nämlich können Kinder mit den eigenen Augen und den eigenen Händen begreifen, einen letzten Liebesdienst erweisen oder noch etwas mitteilen, das ungesagt blieb, und so ein Gegengewicht gegen das Ausgeliefertsein setzen, das den plötzlichen Tod prägt.

Wählen Sie ein Bestattungsunternehmen, das viel Erfahrung mit Abschied nehmenden Kindern hat, eine Begleitung der Schritte anbietet, die Sie sich wünschen, und bei dem Sie sich gut aufgehoben fühlen. Führen Sie dazu, bevor Sie sich entscheiden, ruhig mit mehreren Bestattungsunternehmen Vorgespräche und fragen Sie nach Erfahrungen in der Begleitung von Kindern und nach speziellen Angeboten. Hören Sie auf die Wünsche Ihres Kindes, und wenn es Angst äußert, versuchen Sie zu verstehen, welche Sorge dahintersteckt. Häufig können diese Ängste von Ihnen oder im Gespräch mit dem Bestattungsdienst gut aufgelöst werden.

Manchmal braucht es auch lediglich die Zusicherung, einen Schritt nach dem anderen gehen zu dürfen, zu nichts gezwungen zu werden und jederzeit in tröstlicher, stärkender und verständnisvoller Gesellschaft zu sein.

Suizid einer nahestehenden Person

Alle 53 Minuten verstirbt in Deutschland jemand durch Suizid. Hinzu kommen 150 000 Suizidversuche. Damit betrifft dieses Thema jedes Jahr sehr viele Familien, Angehörige, Kinder und befreundete Menschen und jedes Mal bringt es existenzielle Fragen mit sich.

Worte zu finden, die das Unfassbare erklären, ist für diese Kinder besonders wichtig und oftmals auch heute noch besonders schwierig. Immer noch verstummen viele Menschen beim Thema Suizid, die Unsicherheit auf beiden Seiten ist groß. Bei Betroffenen schwingt noch immer die Angst vor Stigmatisierung und Schuldzuweisungen mit, aufseiten des Umfelds herrscht häufig Ratlosigkeit, was zu tun und zu sagen wäre. Zusammengenommen verursacht beides häufig eine doppelte Isolation, die vor allem von Sprachlosigkeit geprägt ist. Eine Sprachlosigkeit, die häufig auch die betroffenen Kinder ergreift und eine Zeit zusätzlich erschwert, in der eigentlich das Gegenteil, gemeinsame Worte, Kontakt und eine erzählbare Geschichte dringend notwendig wäre.

Fast alle Kinder fragen sich zu irgendeiner Zeit, ob der Suizid etwas mit ihnen zu tun haben könnte. Mehr oder weniger direkt. Direkt – etwa durch einen vorangegangenen Streit oder eine eher konflikthafte Beziehung – oder aber indirekt, weil Kinder im Falle eines elterlichen Suizids befürchten, sie könnten nicht wichtig genug gewesen sein, damit ihre Bezugsperson für sie am Leben bleibt. Quälende Fragen, die viele Kinder und vor allem Jugendliche meist nicht offen stellen. Fragen, die selbst durch das gewiss wichtige Versichern des Gegenteils oft nur zum Teil zur Ruhe kommen.

Die Tragik des erlebten Verlustes wird durch Erklärungen nicht »weggeredet«. Aber Erklärungen helfen. Sie verhindern weitere Verunsicherung durch Verheimlichen oder Vermeidung, für die Kinder häufig ein sensibles Gespür haben. Passende Erklärungen geben einen stabilen Stand und eröffnen Möglichkeiten, sich aktiv zu dem Geschehen, dem Verlust und seinen Umständen zu positionieren.

»Der Papa hat das gebraucht, dass er mir immer erzählt hat, das war ein Unfall. Alles andere hat er irgendwie nicht ausgehalten. Da habe ich halt mitgemacht und heimlich mit dem Opa drüber geredet.« Samira (10 Jahre), nach dem Suizid ihrer Großmutter

5.3. Worte finden

Schmerzhafte Geschichten und Ereignisse sind so individuell wie die Kleinen und Großen selbst, die sich mit ihnen auseinandersetzen müssen. Es ist völlig normal und verständlich, an Grenzen zu kommen oder auch Angst vor der eigenen Courage zu bekommen, wenn die Aufgabe ansteht, Worte für sie zu finden.

Viele Hunderte Kinder und Bezugspersonen haben dazu beigetragen, die Worte für die Themen Sterben, Körper und Seele, Tod und Suizid, die in diesem Buch vermittelt werden, zu entwickeln und immer weiter zu verbessern. Diesen wertvollen Schatz sollen nun Sie als Grundlage für Ihre eigenen Worte erhalten. Zusätzlich zu dieser Basis kann persönliche Unterstützung helfen, den eigenen, individuellen Weg zu finden. Es gibt Einrichtungen, die viel Erfahrung mit diesen, aber auch weiterführenden Themen wie Sucht, Depression, Gewalt gegen sich oder andere haben, und die Überzeugung teilen, dass mehr Schweigen mehr Verunsicherung schafft.

Verschweigen, Verschieben oder Verändern einer Geschichte stellt jede Vertrauensbasis auf eine schwere Probe. Danach wieder auf einen gemeinsamen Weg zu finden, kostet in unserer Erfahrung sowohl die Großen als auch die Kleinen viel Kraft. Hinzu kommt, dass Kinder in aller Regel und trotz aller Bemühungen ein Thema von ihnen fernzuhalten, die Stimmung wahrnehmen, hellhörig werden und Bruchstücke aufschnappen, auf die sie sich dann selbst versuchen, einen Reim zu machen. Das führt zu noch mehr Verunsicherung und noch mehr Trennung zwischen denen, die gerade ein Team sein sollten.

Sollten Sie bereits in eine schwierige »Sackgasse« geraten sein, schöpfen Sie neuen Mut: Vielleicht finden Sie nützliche Anregungen im Kapitel 5.3. (»Wenn etwas schon schiefgegangen ist«, ab Seite 143).

Es ist möglich, Worte zu finden und Kindern schmerzhafte Themen zu erklären, sodass auf dieser guten Basis ein Schritt nach dem anderen gelingt. Die nachfolgenden Erklärungen haben sich dabei bewährt:

Krankheit und Verletzung erklären

- ›Manchmal führt etwas dazu, dass ein Körper nicht mehr richtig funktioniert. Das kann von außen kommen (wie zum Beispiel ein Unfall) oder von innen (wie zum Beispiel eine Krankheit).‹
- ›Es gibt kleine Verletzungen oder Krankheiten (wie zum Beispiel eine Erkältung), die gehen mit ein bisschen Zeit und Hilfe wieder vorbei, der Körper erholt sich und funktioniert wieder richtig.‹
- ›Es gibt aber auch sehr große Verletzungen oder Krankheiten. Da braucht der Körper sehr viel Zeit, Medizin und Hilfe. Manchmal kann sich der Körper dann wieder erholen, manchmal aber auch nicht.‹

Je nach Erkrankung kann es wichtig sein, kleinen Kindern zu erklären, dass beispielsweise Krebs nicht ansteckend ist. Was für Erwachsene selbstverständlich scheint, ist für Kinder aufgrund anderer Vorerfahrungen, etwa mit ansteckenden Erkältungskrankheiten, nicht bekannt und muss ausgesprochen werden.

Sterben und Tod erklären

- ›Wenn eine Verletzung oder eine Krankheit so groß ist, dass auch Zeit und Medizin nicht mehr helfen können, wird der Körper immer schwächer. Manchmal dauert das eine Weile, manchmal geht es auch sehr schnell.‹
- ›Wenn der Körper zu schwach ist, um noch weiter zu funktionieren, hört ganz am Ende das Herz auf zu schlagen.‹
- ›Wenn das Herz nicht mehr schlägt, hört der Körper auf zu funktionieren. Das nennen wir sterben. Wenn der Mensch gestorben ist, ist er tot.‹

Häufig beruht das, was Kinder über Sterben und Tod wissen auf dem, was sie bisher aufgeschnappt oder in den Medien mitbekommen haben und ist weniger konkret oder umfangreich, als viele Bezugspersonen glauben. Benennen zu können, was diesen Übergang von Leben zu Tod kennzeichnet, hilft bei der Einordnung. Mit einem lebendigen Herzen, das schlägt, wird ein abstraktes Konzept wie Tod gerade für jüngere Kinder zu etwas konkret Begreif- und Prüfbarem. Ein Herz, das schlägt, bei Mama oder Papa zu spüren, kann unmittelbar beruhigen. Zu erleben, dass Bezugspersonen erklären können, was passiert, und dass diese Vorgänge traurig und zugleich natürlich und normal sind, schafft Sicherheit.

Körper und Seele erklären

- Der eine Teil des Menschen ist der Körper. Der andere Teil wohnt sozusagen im Körper, solange der Mensch lebt und das Herz schlägt. Er ist so hell und klar wie Licht und viele Menschen nennen ihn Seele.
- Wenn das Herz aufhört zu schlagen und ein Mensch stirbt, kann die Seele nicht mehr im Körper wohnen und trennt sich von ihm. Sie lässt alle Ängste und alles Schmerzhafte zusammen mit dem Körper zurück.

Zu dieser Erklärung können viele Kinder und auch Erwachsene einen Bezug finden. Sie macht verständlich, dass es einen Körper gibt, der nach dem »Auszug« der Seele gut versorgt, verabschiedet und an einen letzten Ort gebracht wird. Gleichzeitig wird auch klar, dass es einen anderen Teil gibt, der in unseren Gefühlen fortbesteht und zu dem wir weiter Verbindung halten dürfen. Viele Kinder mögen dabei die Vorstellung, dass es genau der »beste Teil« ist, der beispielsweise im Himmel, den Tautropfen oder den Sonnenstrahlen weiter existiert oder dass dieser wie ein Licht jedes Mal aufleuchtet, wenn an den verstorbenen Menschen gedacht wird. Wenn dieses Bild, aus welchen Gründen auch immer, nicht zu Ihrer Überzeugung passt, kann es natürlich angepasst werden. Die Hauptsache dabei ist, dass die orientierende und friedvolle Qualität für das betroffene Kind erhalten bleibt.

Suizid und Suizidversuche erklären

Mit Kindern über Suizid(versuche) zu sprechen, bedeutet mehr als reine Informationsvermittlung. Die Erklärungen haben mehrere Ziele:

- Einordnung des Themas durch Erklärung,
- Verbindende Wirkung und gemeinsame Worte gegen Tabuisierung, Einsamkeit und Sprachlosigkeit,
- Beruhigung von Schuldgefühlen und Verlustängsten,

- Präventive Wirkung durch Vermittlung eines gesunden Umgangs mit Gefühlen.

Die Komplexität des Themas wird Schritt für Schritt in den einzelnen Erklärungsschritten und den dazugehörigen Tipps für die Gesprächsführung erläutert.

So haben Bezugspersonen die Möglichkeit – allein oder zusammen mit anderen –, zunächst einen sicheren eigenen Stand zu erarbeiten, um dann mit Zuversicht in ein erklärendes Gespräch zu gehen. Um eine Erklärung anbieten zu können, die stimmig aufgebaut ist, erläutert das Modell zunächst in einfachen Schritten, welchen Weg Gefühle normalerweise in uns nehmen, um gefühlt, verstanden und mit anderen in Kontakt gebracht zu werden. Darauf aufbauend wird erklärt, wie wir es uns vorstellen können, wenn schmerzhafte Gefühle nicht diesen Weg nehmen, sondern einen, der im Innen und Außen Schaden anrichtet.

Die Formulierungen sind schon für die Gesprächsführung mit kleineren Kindern geeignet. Passen Sie Formulierungen ruhig an das Alter des Kindes oder des Jugendlichen an. Und auch wenn Sie die Tipps nicht voll ausschöpfen, lesen Sie sie für die eigene Reflexion und versichern Sie sich im Gespräch, dass Sie und das Kind ein gemeinsames Bild entwickeln. Es hat sich vielfach bewährt, mit einer Kurzfassung des Modells ins Thema einzusteigen. Sie ermöglicht Bezugspersonen und Kindern einen überschaubaren ersten Schritt, um dann auf diesen aufzubauen. Mit weiterführenden Fragen und Erklärungen und all dem Wissen, das Sie in der Vorbereitung des gesamten Modells erworben haben. Das Modell ermöglicht problemlos, weitere Themen wie zum Beispiel Gewalt gegen andere, Sucht, Demenz, Depression oder andere psychische Erkrankungen anzugliedern. Sollten Sie mit diesen Einzelthemen oder einer Kombination aus mehreren zu tun haben und sich Rat wünschen, finden Sie die Nummer der AETAS Kinderstiftung bei den hilfreichen Adressen am Ende des Buches ab S. 184.

Kurzversion Erklärungsmodell »Die Tür im Kopf«

Um Ihnen den Wortlaut der Kurzversion möglichst konkret vermitteln zu können, wird beispielhaft der Suizid(versuch) eines Vaters erklärt:

- Im Kopf von Papa war es aus bestimmten Gründen immer ***laut und voll***.
- Wenn es in einem Kopf lange Zeit immer laut und voll ist, kann er sehr ***durcheinanderkommen***.
- Ein Kopf, der sehr durcheinander ist, findet es schwierig zu erkennen, welche ***lauten Gedanken*** er glauben kann und welche nicht.
- Der Kopf von Papa hat ***den lauten Gedanken geglaubt***, dass es besser ist, nicht mehr zu leben.
- Deshalb hat er ***mit Absicht etwas getan***, damit sein Herz aufhört zu schlagen.

Manche Kinder fragen sofort, andere eine ganze Weile nicht, was genau – in unserem Fall der Papa – getan hat, damit das Herz nicht mehr schlug. Bereiten Sie sich auf diese Frage vor, finden Sie Worte, die der Wahrheit entsprechen ohne zu detailreich zu sein. Richten Sie sich nach dem Tempo Ihres Kindes und beantworten Sie die Frage erst, wenn Sie wirklich gestellt wird.

Wenn Sie merken, dass Sie unsicher werden und nicht mehr weiterwissen, versichern Sie Ihrem Kind, dass Sie seine Fragen gehört haben und über die Antwort oder die richtigen Worte nachdenken müssen. So gewinnen Sie Zeit für Austausch und Vorbereitung. Suizid(versuche) sind hochindividuell, aus diesem Grund ist es nicht möglich in diesem Buch passende Formulierungen für jeden Fall vorzuschlagen. Holen Sie sich fachlichen Rat ein, zum Beispiel bei der AETAS Kinderstiftung (Hilfreiche Adressen ab Seite 184).

Erklärungsmodell »Die Tür im Kopf«

Erster Erklärungsschritt

›Menschen haben viele unterschiedliche Gefühle. Das ist gut und richtig so und alle Gefühle wollen uns etwas sagen. Glückliche Gefühle sagen uns, dass etwas guttut, in Ordnung ist und so bleiben soll. Schmerzhafte Gefühle sagen uns, dass uns etwas nicht guttut, nicht in Ordnung ist und nicht so bleiben soll. Sie geben uns einen Schubs, denn sie wollen, dass wir aktiv werden und etwas tun. Um uns das zu sagen, werden sie zuerst im Körper gespürt, bekommen dann im Kopf ihren Namen und erreichen schließlich eine ***kleine Tür*** in unserem Kopf, durch die sie nach draußen können. Das ist wichtig, damit wir nicht mit ihnen allein bleiben und es nicht zu laut und voll wird im Kopf.‹

Tipp für die Gesprächsführung: Der erste Schritt legt die Grundlage für das Thema. Welche Gefühle kennt das Kind? Sammeln Sie ruhig einmal, welche glücklichen und welche schmerzhaften Gefühle Ihnen einfallen.
Dann wird zwischen glücklichen und schmerzhaften Gefühlen unterschieden. Die glücklichen Gefühle zeigen Wohlbefinden an und drängen nicht auf Veränderung, daher brauchen sie keinen speziellen Weg, um mit uns zu sprechen. Viele Kinder stellen sich gerne vor, dass glückliche Gefühle dünn, bunt und schnell wie Licht sind und überall, wo sie nur können, entlangsausen. Nur die schmerzhaften Gefühle gehen einen besonderen Weg, der in den weiteren Punkten Schritt für Schritt erklärt wird.
Bei jüngeren Kindern können Sie Ihre Erklärung ruhig veranschaulichen. Vielleicht formulieren Sie ein eigenes Beispiel und untermalen es. Sagen Sie zum Beispiel, während Sie mit dem Finger von den Beinen über den Bauch bis hin zum Kopf fahren: »Wenn ich mich erschrecke, merke ich das immer zuerst blitzschnell in meinen Beinen. Danach bekomme ich ein flaues Gefühl im Bauch und zuletzt denkt mein Kopf: ›Jetzt habe ich aber einen Schrecken bekommen!‹«

Zweiter Erklärungsschritt

›Wenn wir die kleine Tür regelmäßig benutzen, lernen wir immer besser:

- unterschiedliche Gefühle zu spüren und sie zu erkennen,
- nicht mit ihnen allein zu bleiben, sondern sie nach draußen zu lassen, bevor es im Kopf zu laut und voll wird.

Dabei üben wir auch, sie so nach draußen zu lassen, dass wir dabei weder uns noch anderen wehtun.

Je nachdem, mit wie viel Schwung die schmerzhaften Gefühle unterwegs sind, und abhängig von unserem Temperament, geht die kleine Tür vielleicht ganz leise und vielleicht auch mit lautem Quietschen oder Knallen auf.

So zeigen manche Menschen eher still, welche schmerzhaften Gefühle sie gerade haben, andere poltern und schimpfen laut, wenn die Tür aufgeht.

Ganz egal wie laut oder leise: Wenn wir ein schmerzhaftes Gefühl spüren, es im Kopf erkennen und die kleine Tür sich öffnet, wird es kleiner, der Kopf wieder ***leerer und ruhiger***.‹

Tipp für die Gesprächsführung: Besprechen Sie, wie schmerzhafte Gefühle gespürt werden und sich zeigen. Finden Sie eigene Beispiele und sagen Sie etwa: »Bei großer Angst zittern wir vielleicht, weinen und suchen Schutz. Bei großer Scham werden wir vielleicht rot, vertrauen uns jemandem an und bitten um Hilfe. Bei großer Wut ballen wir vielleicht die Fäuste, stampfen auf den Boden und sagen: ›Nein, das ist gemein, das will ich nicht!‹«
Wichtig bei diesem Erklärungsschritt ist, dass keine Angst vor Gefühlen oder Gefühlsäußerungen entsteht. Die Haltung ist: Manchmal quietscht es gar nicht und manchmal laut. Da Kinder es häufig selbst kennen, »über die Stränge zu schlagen«, vielleicht schon einmal im Zorn jemanden getreten oder geschlagen haben, ist Folgendes wichtig: Alle Menschen müssen das Spüren, Erkennen und Zeigen von Gefühlen, ohne sich oder anderen wehzutun, erst trainieren. So lernen wir, dass auf den Tisch zu hauen okay ist, dem kleinen Bruder vor das Schienenbein zu treten aber nicht.

Dritter Erklärungsschritt

›Wenn Menschen …

- das Benutzen der kleinen Tür nicht lernen und üben oder
- glauben, dass es besser ist, mit schmerzhaften Gefühlen allein zu bleiben und deshalb die Tür sogar absichtlich zuhalten, oder
- eine Krankheit dazu führt, dass die Tür klemmt oder der Kopf so viel Chaos oder schmerzhafte Gefühle produziert, dass die kleine Tür ohne Hilfe nicht mehr nachkommt.

… dann können die schmerzhaften Gefühle nicht nach draußen, im Kopf wird es ***immer lauter und voller***.‹

Tipp für die Gesprächsführung: Sie wissen oder vermuten wahrscheinlich, welche der aufgeführten Punkte beim Suizid(versuch), über den Sie sprechen, eine Rolle spielten. Wählen Sie diese aus und verwenden Sie sie in Ihrer Erklärung. So können Kinder anfangen zu verstehen und nachzufragen. Werden Sie spürbar und trauen Sie sich ruhig zu sagen: »Ja, ich glaube, bei Papa war es so, dass er immer mit seinen schmerzhaften Gefühlen allein geblieben ist und nichts gesagt hat«, oder: »Oma hatte eine Krankheit, die gemacht hat, dass in ihrem Kopf zu viele schmerzhafte Gefühle waren. Da kam die kleine Tür gar nicht hinterher.«

Vierter Erklärungsschritt

›Wenn es in einem Kopf immer lauter und voller wird, ist es sehr schwierig für ihn noch klar zu denken und er kommt sehr ***durcheinander***. Das ist wie in einem Raum, in den immer noch mehr Leute drängen, obwohl da gar kein Platz mehr ist, und alle reden durcheinander.

Ein Kopf, der sehr durcheinander ist, findet es schwierig laute Gedanken richtig einzuordnen. Manchmal sagen laute Gedanken zum Beispiel, dass nichts und niemand helfen kann, ein Problem so groß ist, dass es keine Lösung gibt oder es sogar besser wäre, nicht mehr am Leben zu sein. Wenn ein Mensch einen solchen lauten Gedanken nicht richtig einordnet und ihn glaubt, kann es sein, dass er mit Absicht etwas tut, damit sein Herz aufhört zu schlagen (und er stirbt).

Tipp für die Gesprächsführung: Sie können diesen Punkt ganz allgemein formulieren oder vorsichtig aufgreifen, welche falschen Gedanken in Ihrem Fall vielleicht eine Rolle gespielt haben. Vielleicht gibt es Äußerungen wie »Es hat alles keinen Sinn mehr«, »Niemand kann mir helfen«, »ohne mich sind alle besser dran«, mit denen Sie und Ihr Kind vor dem Suizid(versuch) konfrontiert waren. Neben diesem Bezug zur eigenen Geschichte bietet dieser Schritt außerdem die Möglichkeit, noch einen weiteren wichtigen Punkt anzusprechen, der viele Kinder beschäftigt. Ein lauter, voller Kopf ist für betroffene Menschen selbst sehr unangenehm und anstrengend. Aber auch für alle anderen ist der Umgang mit jemandem mit einem lauten, vollen Kopf oft sehr, sehr schwierig. So waren Kinder vor einem Suizid(versuch) vielleicht nicht nur besorgt, sondern auch genervt, ungeduldig oder wütend, was im Nachgang häufig zu Schuldgefühlen führt. Diese erscheinen unter Umständen in einem anderen Licht, wenn deutlich benannt werden darf, dass laute volle Köpfe für alle Beteiligten eine riesige Herausforderung darstellen.

Besonderheiten des Modells

Das vorgestellte Modell vermittelt, dass Gefühle gesund sind und alle Menschen einen guten Umgang mit ihnen lernen und üben können. Mit dem Erklärungsbild der Tür im Kopf werden mehrere wichtige Ziele verfolgt:

- **Der Mensch ist und bleibt mehr als sein Suizid(versuch).** Das hat eine hohe Relevanz für alle Bindungsthemen, denn nicht Mama oder Papa in ihrer Gänze sind oder waren »das Problem«, sondern eine aus verschiedenen Gründen nicht richtig funktionierende Tür und laute Gedanken, die in einem zu lauten, vollen Kopf für richtig gehalten wurden.

- **Mit dem »Liebhaben« war alles in Ordnung.** Das Herz, der Ort, an dem Kinder das Liebhaben verorten, hatte kein Problem, sondern der laute, volle Kopf. Durch diesen Gedanken kann der quälenden Kinderfrage, ob sie nicht wichtig oder geliebt genug gewesen seien, um für sie am Leben zu bleiben, etwas entgegengesetzt werden.
- **Nicht alle sind gleich.** Das Modell erklärt, wie verschiedene Menschen mit schmerzhaften Gefühlen umgehen – und wie die kleine Tür richtig funktioniert. Bezugspersonen können dies nutzen, um der Angst entgegenzuwirken, dass sie etwas Ähnliches tun könnten und beschreiben, wie sie mit schmerzhaften Gefühlen umgehen, »auf ihre Tür achten« – und woran das Kind dies erkennen kann. Zum einen schaffen Familien so einen Raum, in dem offen über Gefühle und Gefühlsäußerungen gesprochen werden kann, zum anderen wirken sie gleichzeitig der erhöhten Gefahr entgegen, dass Kinder, die einen Suizid(versuch) in ihrem nahen Umfeld erlebt haben, selbst irgendwann über diesen Weg nachdenken. Bitte benennen Sie explizit, besonders bei jüngeren Kindern, dass »Probleme mit der Tür im Kopf« nicht ansteckend sind.
- **Es gibt einen anderen Weg.** Nicht nur Erwachsene, sondern auch viele Kinder und Jugendliche erleben Momente oder Situationen, in denen Gedanken in ihrem Kopf lautstark etwas Schmerzhaftes behaupten. Ob der Gedanke »Alle schauen mich komisch an, nur ich gehöre nicht dazu« oder »Alle finden mich doof« ist: Die Kompetenz solchen lauten Gedanken zu misstrauen, und nicht mit ihnen und den schmerzhaften Gefühlen allein zu bleiben, ist für alle Kinder wichtig, nach einem Suizid in ihrem Umfeld kann sie überlebenswichtig sein.

Gespräche über das Thema Suizid zu führen, ist anfangs schwierig, besonders bei eigener Betroffenheit, Verzweiflung und Schmerz. Seien Sie nicht verunsichert, wenn Kinder Gespräche mit ähnlichem Inhalt oder fast deckungsgleichen Fragen mehrmals, vielleicht sogar oft führen wollen. Bleiben Sie offen, der Kopf braucht vielleicht eine Weile, bis er das neue Wissen verankern und damit weitergehen kann. Nehmen Sie Hilfe in Anspruch, bleiben Sie mit Ihren Sorgen und Fragen nicht allein und bereiten Sie sich selbst gut vor. So sicher Sie sich selbst mit einer Erklärung fühlen, so sicher können Sie auch in ein Gespräch gehen. Geben Sie Raum und bleiben Sie offen für die Zeichen, die Ihr Kind während des Gesprächs sendet. Wenn es genug ist oder droht zu viel zu werden, bleiben Sie nicht mit Nachdruck beim Thema. Gespräche können fortgesetzt und Fäden wieder aufgenommen werden. Solange Sie Offenheit und die Bereitschaft signalisieren, einen gemeinsamen Weg in diesem schwierigen Thema zu gehen, haben Sie das Wichtigste bereits geschafft.

Bitte vergessen Sie zu keiner Zeit: Es gibt unzählige Kinder, die nach dem Suizid eines geliebten Menschen einen guten und gesunden Weg in ihr weiteres Leben finden konnten.

5.4. Wenn es schon schiefgegangen ist

Alle Erwachsenen kommen, wenn sie für Kinder verantwortlich sind, in Situationen, in denen sie entscheiden müssen, wie der richtige Weg aussieht. Das kann aufgrund von Erfahrungen, Ratschlägen oder Informationen, manchmal auch einfach aus einem Bauchgefühl heraus erfolgen. All das kann sehr gut funktionieren. Manchmal jedoch kann es auch dazu führen, dass man sich in eine Sackgasse manövriert hat und es trotz des Wunsches, alles richtig zu machen, immer schwieriger wird. Dies gilt insbesondere, wenn wenig oder gar keine Erfahrung, widersprüchliche Informationen oder Empfehlungen und ein sehr unsicheres Bauchgefühl zusammenkommen. Beim Thema Trauma, Sterben, Tod und Suizid ist das überdurchschnittlich häufig der Fall.

So kann es sein, dass Sie dieses Buch in den Händen halten und trotz der allerbesten Absichten bereits in eine Richtung abgebogen sind, die mittlerweile nicht mehr richtig erscheint. Es wäre sicher vermessen zu behaupten, dass die Schritte zurück auf einen besseren Weg immer völlig problemlos verlaufen. Schöpfen Sie dennoch Mut! Sie dürfen voller Hoffnung korrigieren, was Sie aus heutiger Sicht besser wissen. Viele Bezugspersonen sind diese Schritte bereits gegangen und konnten erleben, dass das Wiederherstellen eines ehrlichen »Schulterschlusses« mit ihrem Kind große Erleichterung und eine neue, stabilere Basis ermöglichte. Holen Sie sich persönliche und auch fachliche Unterstützung an die Seite, damit Sie den Schritt, den Sie sich vorgenommen haben, zuversichtlich gehen können.

Vielleicht können Ihnen die folgenden Gedanken eine gute Richtschnur dabei sein:

Bleiben Sie fortan bei der Wahrheit

Zum einen bezüglich dessen, was wirklich passiert ist, zum anderen auch bezüglich der Gründe, aus denen Sie die eigentliche Geschichte zunächst verschwiegen oder verändert haben.

Rechnen Sie mit Enttäuschung

Manche Kinder reagieren auf die Nachricht, dass ihnen ein Teil oder die ganze Wahrheit verschwiegen wurde, fassungslos oder wütend. Bereiten Sie sich auf diese Möglichkeit gedanklich vor, und räumen Sie der Enttäuschung den notwendigen Platz ein. Signalisieren Sie zunächst nur Verständnis, selbst wenn Ihnen Vorwürfe gemacht werden sollten. Sagen Sie zum Beispiel: »Ich kann gut verstehen, dass du gerade sehr wütend bist« oder »Deine Enttäuschung ist nachvollziehbar«, ohne dass Sie sich sofort verteidigen.

Seien Sie gut zu sich selbst

Sie haben es damals so gut gemacht, wie es Ihnen zu dieser Zeit möglich war. Wir alle machen Fehler, manchmal leider auch bei wichtigen Entscheidungen. Werden Sie im Gespräch weder hart noch unterwürfig. Indem Sie die Richtung wechseln, werden Sie Ihrer Verantwortung mehr als gerecht, das macht Sie stärker, nicht schwächer. Sie sind auf dem richtigen Weg!

Werden Sie spürbar

Kinder kennen selbst genug Situationen, in denen sie ungünstige Entscheidungen getroffen haben und diese später bereuten. Daraus entsteht oft Großzügigkeit im Verzeihen, wenn der erste Schreck vergangen ist. Rechtfertigen Sie sich nicht, aber erklären Sie, was damals zu Ihrem Verhalten geführt hat. Sagen Sie zum Beispiel: »Heute weiß ich: Das war nicht in Ordnung. Ich habe damals nicht besser gewusst, wie es geht« oder »Ich hatte große Angst, dir wehzutun, und dachte, ich tue das Richtige. Jetzt weiß ich es besser« oder »Die »Die Ratschläge, die ich damals selber bekommen habe, waren nicht gut« oder »Das war falsch, es tut mir leid.«

»Wie sie mich angeschaut hat, als ich ihr endlich die wahre Geschichte erzählt habe! Ich habe gedacht, jetzt tut sich gleich der Boden auf. ›Du hast mich angelogen‹, hat sie gesagt, und dann: ›Kenn ich, hab ich auch schon mal.‹« Ernst, Großvater von Ella (8 Jahre), nach dem Drogentod seines Sohnes

6. Wetterfest werden – selbst auf den Füßen bleiben

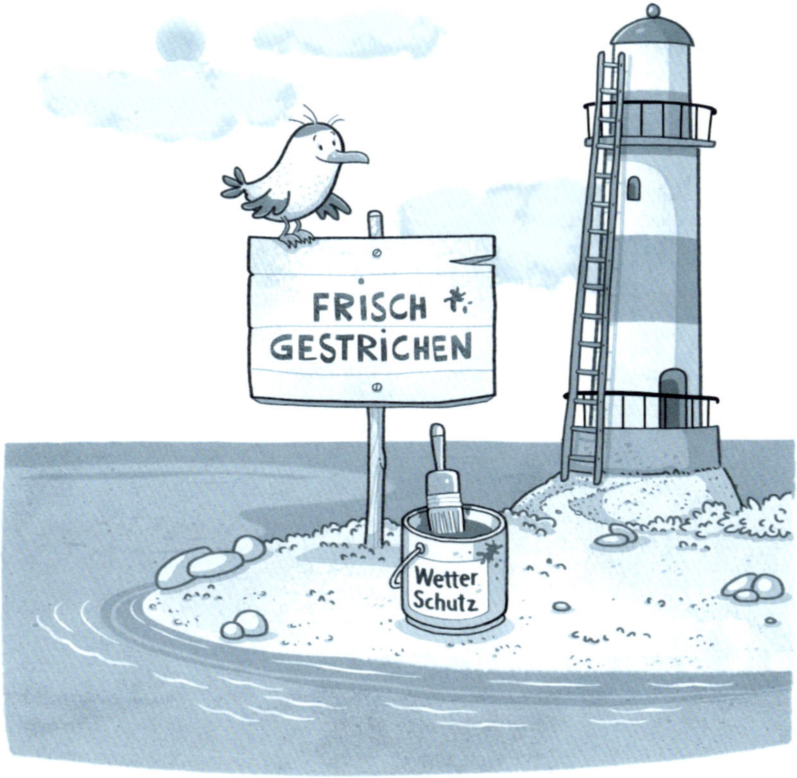

Leuchttürme trotzen den Elementen. Um gegen Wind und Wetter gewappnet zu sein, benötigen sie gute Pflege, sorgfältige Instandhaltung und regelmäßige Wartung. Das Fundament muss überprüft, der Anstrich ausgebessert, der Generator überholt, das Glas der Lichtkuppel sauber gehalten werden … nur dann steht der Leuchtturm stabil, sendet sein Licht unbeirrt hinaus auf See – und weder Gischt noch Sturm können ihm etwas anhaben.

6.1. Was tun, wenn eigene Grenzen erreicht sind?

Erwachsene, die ihr Leben mit Kindern teilen und für diese Verantwortung tragen, haben jeden Tag die Aufgabe den kindlichen Bedürfnissen gerecht zu werden, ohne sich dabei selbst aus den Augen zu verlieren.

Es liegt auf der Hand, um wie viel schwieriger diese Balance nach einem traumatischen Ereignis zu halten ist, wenn Große und Kleine hoch angespannt, mit der eigenen Hilflosigkeit und neuen Fragen und Aufgaben konfrontiert sind.

Die Traumatisierung eines Kindes belastet viele Bezugspersonen gleich mehrfach. Zum einen erleben sie das Leid ihres Kindes, müssen Symptome verstehen, aushalten und mitregulieren. Zum anderen sind sie häufig selbst betroffen, haben ihre eigene Belastung zu tragen, die eigene Erschütterung zu versorgen. Zusätzlich müssen häufig ganz praktische Belange wie medizinische, juristische oder finanzielle Fragestellungen bewältigt werden. Eine Kombination, die sehr anstrengend ist und viele Menschen über ihre Grenzen der eigenen Kraft, der guten Ideen und der eigenen Wirksamkeit führt.

Diese Last kann nur bewältigt werden, wenn Erwachsene genau auf sich achten, Erschöpfung wahrnehmen und früh ihre Kraft auffüllen.

Das ist gar nicht so einfach, denn große Not fordert uns vor allem auf, nach den anderen zu schauen. Im besonderen Maße gilt dies, wenn wir verantwortlich und in Liebe miteinander verbunden sind. Da fällt es schwer, auch sich selbst im Auge zu behalten – und vielleicht fühlt es sich manchmal sogar falsch oder egoistisch an. Doch Selbstfürsorge hat nichts mit Egoismus oder Selbstmitleid zu tun. Vielmehr ist sie unbedingte Voraussetzung, um wirklich unterstützen und helfen zu können. Denn nur wenn Sie sich nicht verausgaben, können Sie Orientierung bieten und Verbindung halten. Wenn es Ihnen gelingt, in dieser schwierigen Zeit auch auf sich selbst zu achten und Ihre eigene Kraft zu pflegen, haben Sie das Wichtigste schon geschafft!

Das folgende Kapitel soll ein paar Informationen zu möglichen Warnzeichen und Anregungen zum Kraftschöpfen beisteuern.

Warnzeichen (er)kennen

Die Warnzeichen wachsender Erschöpfung können sich ganz unterschiedlich bemerkbar machen. Manche Menschen bemerken zuerst vermehrt körperliche Anzeichen von Erschöpfung, bei anderen wiederum verändert sich zunehmend die Gefühlslage, die Geduld oder die Art zu denken. Nutzen Sie die folgende Aufstellung, um mögliche eigene Erschöpfungsanzeichen zu erkennen.

Hinweise auf körperliche Erschöpfung

- Ständige Abgeschlagenheit oder Energielosigkeit
- Vermehrte Probleme beim Schlafen
- Ruhepausen bringen nicht die gewohnte Erholung
- Schmerzen, Verdauungsprobleme oder andere Anzeichen, dass der Körper aus dem Gleichgewicht geraten ist

Hinweise auf Erschöpfung der Gedanken und Gefühle

- Verstärkter Pessimismus oder eine ungewohnt negative Grundhaltung (auch sich selbst gegenüber)
- Auffallender Zynismus oder Bitterkeit
- Schwierigkeiten, mit der Konzentration, sich Dinge zu merken oder dem Kopf eine Pause zu geben
- Erhöhte Reizbarkeit, das Gefühl von ständiger nervlicher Anspannung oder Überforderung
- Unterschwellige Gefühle von andauernder Hilf- und Hoffnungslosigkeit

Sich gut aufstellen

Es gibt unzählige verschiedene Möglichkeiten, Kraft zu tanken. Viele kennen und nutzen Sie sicher bereits. Dabei ist es häufig so, dass Dinge, die guttun und Kraft spenden, mehr oder weniger zufällig oder unbewusst nebenherlaufen. Im Alltag funktioniert das in der Regel gut. Zeiten großer Anspannung jedoch bergen die Gefahr, dass diese Dinge in den Hintergrund geraten und eine Schieflage entsteht. Deshalb ist es wichtig, die eigene Kraft in schwierigen Zeiten nicht dem Zufall zu überlassen, sondern das Thema mit großer Achtsamkeit und praktischer Planung – teilweise auch mit Disziplin – anzugehen. Die folgenden Punkte können Anregungen dafür geben.

Finden Sie Verbündete

Überlegen Sie, mit wem Sie gerade gern zusammen sind – und holen Sie diese Menschen an Ihre Seite. Orientieren Sie sich daran, ob Sie sich ein wenig besser, verstandener, stabiler, weniger einsam fühlen, wenn Sie mit diesen Personen zusammen sind. Das Gefühl, nicht ganz allein zu sein, sich ab und zu anlehnen zu dürfen und verstanden oder auf andere Gedanken gebracht zu werden, tut nicht nur Kindern gut.

Bitten Sie um Verstärkung

Teilen Sie Aufgaben und Verantwortung. Ganz sicher gibt es momentan sehr viele Dinge, die Sie nicht delegieren können. Manche hingegen können vielleicht sehr gut von anderen Bezugspersonen übernommen werden. Überlegen Sie gut: Wer kann Praktisches beisteuern und Sie entlasten? Oder am Wochenende einen Nachmittag lang etwas mit Ihrem Kind unternehmen und Ihnen so eine Pause ermöglichen? Machen Sie konkrete Vorschläge: Viele Menschen freuen sich, wenn sie etwas tun und helfen können.

Holen Sie sich Beratung

Coaching, Beratung oder Therapie können Raum und Zeit bieten, frei und ohne Vorsicht zu sprechen, den eigenen Kopf zu sortieren oder neue Denkanstöße zu bekommen. Dabei helfen die Distanz zum Gegenüber und der professionelle Blick häufig auf eine ganz andere Art als Gespräche im vertrauten Kreis. Halten Sie sich diesen Weg vor allem auch dann offen, wenn Sie sich Sorgen machen, wie ernst Ihre Erschöpfung ist oder wie lange Sie noch zurechtkommen werden. Hinweise für Ihre Suche nach einer Beratungsstelle finden Sie im Anhang des Buches unter »Hilfreiche Adressen und Kontakte«, ab Seite 184.

Sammeln Sie Kraft

Alle Dinge oder Tätigkeiten, die ein Gefühl von Entspannung, Trost, Erleichterung oder Stärkung bringen, können in schwierigen Zeiten helfen. Suchen Sie ganz bewusst nach ihnen, und planen Sie sie fest in Ihren Tagesablauf ein. Es kann hilfreich sein, einmal im Rückblick konkret darüber nachzudenken, mit welchen Strategien Sie in früheren herausfordernden Zeiten Kraft gesammelt haben, selbst wenn der momentane Anlass nicht vergleichbar ist.

Finden Sie stärkende Gedanken

Was hilft Ihnen, hoffnungsvollere, leichtere Gedanken zu denken? Der Spruch auf Ihrer Lieblingspostkarte? Etwas, das ein lieber Mensch zu Ihnen gesagt hat? Ein Foto, das Sie immer zum Lächeln bringt? Finden Sie eine Möglichkeit, immer wieder damit in Kontakt zu kommen, egal ob Sie einen Zettel in die Küche hängen oder das Hintergrundbild auf Ihrem Computer oder Handy ändern.

»Meine Schwester war für ein paar Tage zu uns gekommen, und es fiel mir sehr schwer, als sie wieder fuhr. Nachdem ich sie zum Auto gebracht hatte, kam ich todtraurig zurück in die Wohnung. Gleich darauf musste ich so lachen! Sie hatte mit Lippenstift uns beide und ein Herz auf den Badspiegel gemalt. Der Lippenstift war hin, aber das Bild hat mich über Monate jeden Morgen zum Lächeln gebracht.« Susanna (42 Jahre)

Achten Sie gezielt auf die kleinen Dinge

Welche Tätigkeit kann Ihnen, vielleicht auch nur einen kurzen Moment zum Durchatmen geben? Den ersten Kaffee zu trinken, wenn alle noch schlafen? Der kurze Spaziergang um den Block? Die vertraute Laufstrecke? Das Ausstrecken in Ihrem gemütlichen Bett am Ende eines Tages? Ein paar Seiten in einer Zeitschrift oder einem Buch? Ganz egal, ob das Ziel eher Ablenkung oder Besinnung für Sie ist, planen Sie diese kleinen Momente gezielt ein.

Nutzen Sie alle Sinne

Die meisten Menschen können mit bestimmten Sinneseindrücken auch bestimmte Gefühle hervorrufen. Das gilt für Musik, aber auch für bestimmte Geschmacksnoten oder Gerüche. Machen Sie sich dieses Prinzip zunutze und hören Sie bewusst Musik, die Ihnen ein starkes Gefühl oder ein Gefühl von Getragensein vermittelt. Oder Sie kennen einen Spazierweg, auf dem Sie für eine halbe Stunde nur das Rauschen in den Bäumen und das Zwitschern der Vögel hören. Richten Sie Ihre Wahrnehmung gezielt auf den Geschmack Ihres Lieblingskaffees, und kaufen Sie das Duschgel oder die Handcreme, deren Geruch Sie so sehr mögen.

Sorgen Sie für Ihren Körper

Ihr Körper ist für Ihre Kraftreserven von großer Bedeutung. Vernachlässigen Sie ihn nicht, sondern kümmern Sie sich so gut um ihn, wie um jedes andere wichtige »Arbeitsgerät« in Ihrem Leben, das Sie pflegen, überprüfen, laden und sauber halten. Geben Sie Ihrem Körper das, was er unter erhöhter Anspannung braucht, um Ihnen gute Dienste zu leisten.

Spannung regulieren

Die Wahrscheinlichkeit, dass Sie in einer sehr anstrengenden Zeit häufig eine erhöhte Körperspannung aufweisen, ist hoch. Manchmal verselbstständigt sich diese Anspannung, und es ist gar nicht mehr wahrnehmbar, wie verspannt Schultern, Gesichtsmuskulatur oder Kiefer sind. Versuchen Sie ein paarmal am Tag den ***Anspannungstest***, beschrieben in Kapitel 7 (»Rettungsringe – hilfreiche Methoden für typische Situationen« unter »Schmerzen und Verspannung lindern«, ab Seite 169), zu machen. Die Übung dauert nur wenige Sekunden, ermöglicht Ihnen aber, Ihre Anspannung bewusst wahrzunehmen und immer mal wieder für einen Moment zu reduzieren.

Sich bewusst ausruhen

Erschöpfung hat unter Umständen widersprüchliche Auswirkungen auf den Schlaf. Obwohl der Körper sich vielleicht fast durchgehend müde oder schlapp fühlt, kann es sein, dass er gleichzeitig Probleme mit dem Ein- und Durchschlafen hat. Schauen Sie sich die Tricks zum Einschlafen unter »(Wieder) einschlafen« auf Seite 166 an, und machen Sie sich bewusst, dass neben wirklichem Schlaf auch Ausruhen einen starken Effekt auf die körperliche Erholung hat. Überlegen Sie, was Ihr Kopf und Körper brauchen, um für einen Moment herunterzufahren, und schließen Sie einen kleinen Vertrag mit sich selbst, denn wichtig für das Gelingen einer kleinen Auszeit ist, dass sie wirklich eine Auszeit ist. Vereinbaren Sie zum Beispiel mit sich, dass Sie solange Sie diese Tasse Tee trinken, für die Zeit unter der Dusche oder für die Dauer der Fahrt zur Arbeit alle Aufmerksamkeit zu sich selbst zurückholen. Wenn Sie diese kurzen Zeiteinheiten wirklich für sich und nicht für den Einkaufszettel, das schnelle Telefonat, Grübeleien oder andere Pflichten nutzen, können auch kurze Erholungsmomente sehr wirkungsvoll sein.

Essen und Trinken

Manchen Menschen schnürt Stress den Magen zu, andere haben das Gefühl, gar nicht richtig satt zu werden.

> »Unser ganzes Leben stand plötzlich vor einem Abgrund. Da fiel mir ein, dass meine Mutter immer gesagt hat: ›Wenn es dir nicht gut geht, musst du mit dem Kopf essen.‹ Was sie damit meinte, war, dass man sich in manchen Lebenslagen nicht allein auf die Signale des Körpers verlassen kann, sondern die Vernunft als Unterstützung braucht. Daran habe ich sehr oft gedacht in dieser Zeit.« Friederike (46 Jahre)

Wenn Sie das Gefühl haben, dass Ihr Körper zurzeit verschobene Signale sendet, wenn es um das Thema Essen und Trinken geht, nehmen Sie Ihren Verstand zu Hilfe. Planen Sie Mahlzeiten und Einkäufe vernünftig und nicht ausschließlich aufgrund spürbarer Lust auf bestimmte Lebensmittel. Vor allem das Trinken sollten Sie nicht dem Zufall überlassen. Achten Sie darauf, dass

Sie genügend Flüssigkeit zu sich nehmen – vor allem Wasser, das Ihr Körper dringend zum Funktionieren braucht.

Pflege

Versorgen Sie Ihren Körper, auch wenn Sie vielleicht gerade nicht viel Wohlbefinden dabei spüren. Manchmal hilft tatsächlich die Vorstellung, dass ein wertvolles Instrument instandgehalten werden muss. Zusätzlich zu diesem eigentlichen Pflegezweck können gewohnte Handlungen außerdem ein Gefühl von Vertrautheit vermitteln, das hilft, den Tag zu strukturieren und am Ball zu bleiben. Vielleicht versuchen Sie einmal in Ihrer Vorstellung, nicht nur den Alltagsschmutz, sondern auch die Sorge des Tages oder ein wenig Verspannung abzuspülen. Oder Sie verbinden die Körperpflege ganz bewusst mit einer Mini-Auszeit oder der Verwendung eines Lieblingsduftes (siehe »Nutzen Sie alle Sinne« und »Sich bewusst ausruhen«, Seite 152).

Bewegung

Ob regelmäßiger Sport, ein kurzes »Vertreten der Füße«, ein kräftiges Strecken oder einfach mal die Arme und Beine auszuschütteln – Bewegung hilft unserem Körper, besser mit Stress umzugehen. So bekommt er die Chance, immer wieder für eine kurze Weile aus der durch Sorge angespannten Haltung herauszugehen und sich zu regulieren. Probieren Sie es einfach und finden Sie heraus, was Ihnen guttut, ohne dass Sie über Ihre Kräfte gehen. Viele Menschen berichten, dass gerade Ausdauersportarten wie Walken, Schwimmen oder Joggen dem Körper und dem Kopf wohltun. Bitte denken Sie daran, dass es hierbei nicht um Leistung geht, sondern einzig darum, dass Sie sich besser fühlen.

Werden Sie seefest

Bei hohem Seegang und in fremden Gewässern geht es auf und ab. Akzeptieren Sie, dass nicht alle Tage gleich sind. Dass es immer wieder Zeiten gibt, in denen es ganz dunkel aussieht und hoffnungslos. Dass dann wieder Tage kommen, an denen es besser läuft, Hoffnung entsteht, und es ein wenig leichter ist.

Passen Sie Ihre Ansprüche an diese Wellenbewegung an, und seien Sie nachsichtig mit sich, wenn es gerade nicht so gut läuft. Es kann nicht alles immer funktionieren, auch dann nicht, wenn man sich sehr anstrengt und bemüht.

Oft fällt es viel leichter, all das zu bemerken, was nicht funktioniert hat oder nicht gut genug war. Richten Sie Ihre Aufmerksamkeit daher immer wieder bewusst auf all die Dinge, die vielleicht doch ganz gut geklappt haben, selbst wenn sie Ihnen wie Kleinigkeiten erscheinen. Den Blick zu weiten und beides zu betrachten – alles, was an einem Tag schwierig war, und alles, was gelungen ist – erst das macht uns zu guten Seeleuten.

Deshalb starten Sie jeden Tag neu und – so banal es auch klingt, es liegt eine tiefe Wahrheit darin – machen Sie das Bestmögliche aus ihm. Damit geben Sie sich selbst, Ihrem Kind und dem Tag die größte Chance, die möglich ist. Und mehr sollten Sie nicht von sich verlangen.

»Ich habe mich hundeelend gefühlt, als ich meiner Hausärztin erzählte, dass ein Tag schlimmer als der andere sei und wie schlecht ich gerade zurechtkäme. Es hat mich umgehauen, als sie sagte: ›Hut ab, was Sie gerade alles schaffen.‹ Rein bin ich als der letzte Versager und raus fast zwei Zentimeter größer.« Frank (56 Jahre)

Wie Sie Ihre Vorstellungskraft nutzen

Wir alle kennen das: Wir erzählen jemandem von einem schönen Erlebnis, einer lustigen Begebenheit, einer tollen Überraschung oder von dem Menschen, in den wir gerade schrecklich verliebt sind. Unwillkürlich fangen wir an zu lächeln, verändern unsere Mimik und Körpersprache, fühlen die Schmetterlinge im Bauch oder die Aufregung in der Brust. Oder aber wir denken an die letzte richtig peinliche Situation, eine Enttäuschung oder den Moment, in dem wir eine schlechte Nachricht bekommen haben. Ganz andere Körperempfindungen, Gedanken und Gefühle tauchen auf.

Wenn wir in unserer Vorstellung mit bestimmten Dingen in Kontakt gehen, ist das also nicht nur ein gedanklicher Prozess. Unsere Gefühle, unser Körper, sogar unsere Meinung über uns und die Welt gehen in Resonanz und fangen an, in der Färbung der Vorstellung mitzuschwingen. Das zeigen neben zahllosen praktischen Erfahrungen auch klinische Untersuchungen. In unserem Gehirn passiert fast das Gleiche, ob wir eine Situation gerade wirklich erleben oder ob wir sie uns nur vorstellen.

Das ist nicht nur eine große Erkenntnis, sondern auch ein wertvolles Werkzeug. Denn es bedeutet, dass wir selbst mitentscheiden, welche Vorstellungen wir in unserem Kopf »hochladen« und welche Gefühlszustände wir damit erzeugen.

Fantasiereisen oder das Eintauchen in Vorstellungsbilder sind wirkungsvolle Mittel, um dieses Prinzip zu nutzen. Deshalb stellt Ihnen der Abschluss dieses Kapitels eine Übung vor, die in vielen verschiedenen Varianten und Abwandlungen von den unterschiedlichsten Schulen seit langer Zeit erfolgreich eingesetzt wird.

Manche Menschen fühlen sich durch die Aufgabe, Vorstellungsbilder zu erschaffen, unter Druck gesetzt. Dieses Gefühl entsteht häufig durch die Idee, dass solche Bilder klar wie ein Film vor dem inneren Auge entstehen sollten. Machen Sie sich ganz beruhigt frei von diesem Anspruch. Nur etwa jedem Dritten fällt es leicht, sofort und ohne Übung innere Bilder abzurufen. Alle anderen Menschen entwickeln diese Fähigkeit entweder durch Übung oder lassen die Bilder einfach weiterhin in ihren Gedanken, statt vor ihrem inneren Auge entstehen. Ob es spontan klappt, geübt wurde oder mit gedanklichen Bildern gearbeitet wird: Alle drei Varianten sind in Ordnung und selbst das Lesen der Übung hat schon eine Wirkung. Probieren Sie es einfach aus und lassen Sie Ihrer Vorstellungskraft freien Lauf.

Übung »Licht«

Licht hat für uns Menschen eine große Bedeutung. Wenn es einmal zwei Wochen lang nur geregnet hat, ist es ein großer Genuss, das erste Mal wieder draußen zu stehen, Sonnenstrahlen auf der Haut zu spüren und das Gesicht mit geschlossenen Augen ins Licht zu halten. Licht kann dabei ganz unterschiedliche Qualitäten haben: Erfrischend, hell und kühl wie Wintersonne auf Schnee. Beruhigend, entspannend und wohlig wie Kerzenschein.

Sich Licht vorzustellen liegt also besonders in dunklen Zeiten sehr nahe, ist tausendfach erprobt und nimmt einen wichtigen Platz sowohl in Meditation als auch in Psychotherapie ein. Probieren Sie es doch einmal aus, es hat schon vielen Menschen gefallen und geholfen. Und oft genug geübt, kann unser Kopf die inneren Bilder quasi auf Knopfdruck spürbar machen – eine kleine Sonne für die Hosentasche sozusagen.

Besonders gut geeignet ist diese Übung, um eine kurze Verschnaufpause einzulegen und Verspannungen zu lindern.

1. Nehmen Sie eine bequeme Körperhaltung ein, ob das im Sitzen oder Liegen ist, bleibt Ihnen überlassen. Sie sollten nur möglichst das Gefühl haben, Ihren Körper gerade nicht mit Kraft in dieser Position zu halten, sondern gut angelehnt und gestützt zu sein.
2. Atmen Sie ein paarmal ***tief und kräftig durch die Nase ein und durch den offenen Mund aus:*** Lunge füllen, Bauch entspannen, sodass sich das Zwerchfell nach unten dehnen kann.
3. Beim letzten kräftigen Ausatmen ***schließen Sie die Augen*** und atmen ab jetzt in Ihrem eigenen entspannten Atemtempo durch die Nase ein und aus.
4. Richten Sie Ihre Aufmerksamkeit einen Augenblick auf Ihre Sinne.
5. Machen Sie eine innere Momentaufnahme davon, was Sie ***spüren***. Wo liegt Ihr Körper auf, an welchen Stellen merken Sie sein Gewicht? Bewerten Sie dabei nichts. Es geht nur darum zu registrieren, wie es gerade ist. Natürlich dürfen Sie, wenn Sie eine starke Anspannung wahrnehmen, ein bisschen mehr loslassen oder sich noch ein wenig bequemer einrichten, wenn Ihnen das angenehm ist.
6. Machen Sie eine innere Momentaufnahme davon, was Sie ***hören***. Welche Geräusche umgeben Sie gerade? Hören Sie nicht zu, registrieren Sie einfach nur, was gerade da ist – und lassen Sie es an sich vorbeiziehen.
7. Machen Sie eine innere Momentaufnahme davon, wie Sie ***atmen***. Wo bewegt Ihr Atem den Körper am meisten? Im Bauch, in der Brust? Legen Sie ruhig eine oder beide Hände auf den Bauch, den Brustkorb oder beides, ganz wie es Ihnen angenehm ist.
8. Lassen Sie Ihren inneren Blick langsam und sorgfältig von oben nach unten durch Ihren ***Körper*** gleiten. Beginnen Sie oben auf Ihrem Kopf und lenken Sie Ihre Aufmerksamkeit erst auf das Gesicht, die Ohren, den Nacken und Hals, die Schultern ... Schritt für Schritt – bis ganz hinunter zu den Zehen.
9. Nehmen Sie wahr, welche Stellen Ihres Körpers sich angespannt, schmerzhaft, müde oder erschöpft anfühlen. Spüren Sie nur nach, ganz ohne die Notwendigkeit, bereits etwas zu verändern.
10. Stellen Sie sich nun eine ***Lichtquelle*** über Ihrem Kopf vor. Das Licht, das sie verströmt, hat genau die Farbe und Temperatur, die Sie gerade als angenehm

empfinden. Probieren Sie ruhig ein wenig mit Ihrer Vorstellungskraft herum: Soll es ein warmes, goldgelbes Licht sein oder eher ein kühles, hellblaues? Lassen Sie das Licht Ihren Körper umspülen und einhüllen und schließlich in Ihrer Vorstellung besonders zu den Stellen in Ihrem Körper fließen, die Ihnen beim letzten Schritt als angespannt, schmerzhaft oder besonders erschöpft aufgefallen waren. Genießen Sie die Vorstellung, dass das Licht genau die Qualität mitbringt, die dort vonnöten ist. Entspannung, Linderung, Trost, Erfrischung, Leichtigkeit, Kraft, Klarheit oder Weite. Stellen Sie sich vor, wie gut die Körperstelle nun versorgt ist und spüren Sie den angenehmen Unterschied.

11. Wenn alle Stellen versorgt sind, lassen Sie das Licht zum Abschluss nach und nach Ihren ganzen ***Körper wie ein Gefäß auffüllen***. Beginnend bei Ihren Zehen und Füßen über die Unterschenkel, Knie, Oberschenkel, Gesäß und Beckenregion, den unteren Rücken, Bauch, den mittleren Rücken und Brustkorb, den oberen Rücken, Schultern und Oberarme, die Ellenbogen, Unterarme und Hände bis in die Finger. Dann über den Nacken, den vorderen Hals, den Kiefer, die Zunge, den Mund und die Lippen, Schläfen und Ohren, die Augen und die Stirn bis hin zum obersten Punkt Ihres Kopfes.
12. Wenn der ganze Körper mit Ihrem Licht gefüllt ist, genießen Sie einen Moment lang die Vorstellung, vollständig zu leuchten – und speichern Sie das angenehme Gefühl, das damit verbunden ist. ***Lassen Sie alle Gedanken für einen Moment los.***
13. Richten Sie Ihre Aufmerksamkeit nun schrittweise wieder von innen nach außen: Hören Sie die Umgebungsgeräusche. Spüren Sie Ihre Liege- oder Sitzposition. Atmen Sie ein paarmal kräftig durch, strecken Sie sich und öffnen Sie Ihre Augen.

Es lohnt sich, diese Übung einige Male ganz in Ruhe und mit ausreichend Zeit auszuprobieren. Schauen Sie dabei die einzelnen Schritte ruhig immer wieder nach, es ist kein Problem, wenn Sie die ersten Male den Ablauf noch nicht auswendig kennen. Das wird sich ganz von selbst einstellen.

Nach einiger Zeit reicht es für viele Menschen aus, nur kurz die Augen zu schließen und sich die »Lichtdusche« vorzustellen, um eine deutliche Veränderung in der Anspannung wahrzunehmen. Dann können Sie wählen, ob Sie die lange Übung durchführen möchten – was immer wieder sinnvoll ist, damit der Kopf die Vorstellung weiter übt und festigt – oder ob Sie nur 30 Sekunden erübrigen können, um sich ein wenig stabiler und wohler zu fühlen.

7. Rettungsringe – hilfreiche Methoden für typische Situationen

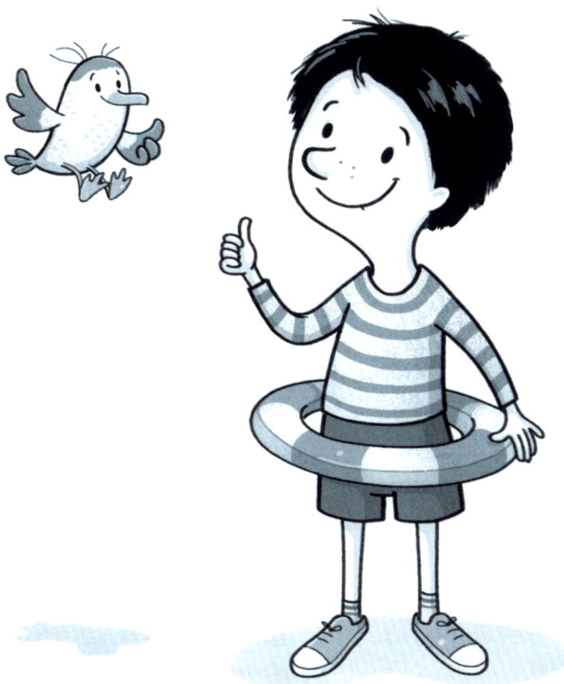

Ein gutes Gefühl – mit dem Rettungsring kann nichts passieren! Die Angst vor dem Sturm lässt langsam nach. Mit leichtem Flügelschlag erwacht Hoffnung im Herzen.

Die hier ausgewählten Übungen sind sowohl für jüngere als auch für ältere Kinder und selbst Erwachsene geeignet. Sie können gemeinsam geübt und durchgeführt, aber auch allein oder sogar unbemerkt angewendet werden, was von großer Bedeutung sein kann, wenn das Umfeld gar nicht mitbekommen soll, dass »die Wellen gerade höher schlagen«.

Die meisten Methoden haben eine lange Tradition und finden sich mehr oder weniger unterschiedlich in zahllosen Quellen, denn schon seit sehr langer Zeit entwickeln Menschen aus ihrer Spiritualität oder Profession heraus Ideen dazu, was zu einer Verbesserung des Wohlbefindens beitragen kann. Alle diese Ideen haben vielfältige Impulse zur Erweiterung, Anpassung und Änderung erfahren, durch alle, die sie ausprobiert, weitergedacht und angewendet haben. So geht an dieser Stelle ein großer Dank an all jene.

Das folgende Kapitel ist so aufgebaut, dass zu verschiedenen Themen zunächst grundsätzliche Erklärungen und Tipps dargestellt werden, und sich an diese ausgewählte Übungen anschließen, die »Rettungsringe«.

Frühwarnzeichen erkennen

Der erste und wichtigste Schritt – noch vor allem, was einen Trauma-Alarm letztlich abwenden oder aus ihm heraushelfen soll – besteht darin möglichst früh zu bemerken, dass sich ein Trauma-Alarm ankündigt.

Rettungsring 1: Mein Warnsystem

Wenn Anspannung oder Aufregung steigen, bemerken Menschen die ersten Anzeichen auf unterschiedlichen Ebenen. Beim ***Kennenlernen des eigenen Warnsystems*** kann es helfen, dabei vier mögliche Bereiche zu unterscheiden: Gedanken, Gefühle, Körper und Verhalten.

Gehen Sie gemeinsam mit Ihrem Kind auf die Suche:

- Sind es die ***Gedanken***, die »auf Stress schalten«, wie zum Beispiel »Oh nein! Ich kann nichts tun!«, »Jetzt flipp ich gleich aus!« oder »Mein Kopf ist total durcheinander oder plötzlich völlig leer«?
- Sind es die ***Gefühle***, die in den Vordergrund springen und Angst, Wut oder Panik einspielen?

- Ist es der ***Körper***, der plötzlich angespannt oder ganz schlapp ist, Herzrasen, feuchte Hände oder Tränen in die Augen schickt?
- Oder sind es bestimmte ***Verhaltensimpulse*** – zum Beispiel Weglaufen, Zuschlagen oder das Bedürfnis, sich an jemandem festzuklammern –, die zuerst auftauchen?

Nach einer Zeit der Selbstbeobachtung können Kinder gut lernen, auf das eigene Warnsystem zu achten und schon früh zu bemerken, wenn die Aufregung steigt. Ein Warnzeichen genügt dafür bereits. Dieses kann die Grundlage dafür werden, rechtzeitig eine der nachfolgenden Methoden einzusetzen, um noch »abbiegen« zu können.

Neben der Kenntnis, auf welcher Ebene sich Anspannung zuerst bemerkbar macht, ist eine zweite wichtige Fähigkeit das Einschätzen ihrer jeweiligen Intensität. Dabei hilft es, sich ein ***Messinstrument*** vorzustellen, das wie eine Ampel in drei Bereiche eingeteilt ist: einen ***grünen Bereich,*** in dem es gut läuft und die Aufregung selbst reguliert werden kann, einen ***gelben Bereich,*** in dem es langsam schwieriger wird und mehr Kraft kostet, die Aufregung zu regulieren und einen ***roten Bereich,*** in dem nur noch Notfallprogramme ablaufen und kaum mehr eine freie Steuerung der Aufregung möglich ist.

Besprechen Sie mit Ihrem Kind, wie es sich fühlt, was es über sich, andere und die Situation denkt, wie sich sein Körper anfühlt und welche Verhaltensimpulse es erlebt, wenn die Aufregung im grünen Bereich, also gut steuerbar ist.

Überlegen Sie in einem zweiten Schritt, wie sich diese Dinge verändern, wenn die Aufregung langsam nicht mehr so leicht auszuhalten ist, also in den gelben Bereich übergeht.

Der rote Bereich muss nicht detailliert ausgeführt werden. Seine Bedeutung liegt darin, dass er ein bewusstes Steuern von Aufregung unmöglich macht und es deshalb gut ist, ihn möglichst selten zu erleben.

Der gelbe Bereich ist für dieses Kapitel der allerwichtigste, denn er zeigt an: »Jetzt ist es höchste Zeit, etwas zu tun!«

»Das hat mich echt umgehauen, und ich musste sogar ein bisschen drüber lachen. Ich saß mal wieder im Wartezimmer, mein ›Horror-Ort‹. Plötzlich hatte ich den Gedanken im Kopf: ›Spannend. Beim letzten Mal war die Angst auf einer 9, heute ist es nur eine 7‹.« Tobias (16 Jahre), nach seiner sechsten Operation

Distanzierung

Distanzierungsübungen können ***Alarmgefühle und -gedanken auf Abstand bringen***. Sollte sich also ein Frühwarnzeichen zeigen und die Anspannung in Richtung »gelber Bereich« steigen, können diese Methoden helfen, die Gefühle wieder auf ein gutes Maß zu bringen und nicht in einen Alarm abzurutschen.

Dabei hilft es, sich die Wahrnehmung wie eine Taschenlampe vorzustellen, die sich auf verschiedene Dinge richtet. So wird das, was unsere Aufmerksamkeit fordert, hell angeleuchtet, während alles andere in den dunkleren Hintergrund tritt. Dabei kann die Taschenlampe nie gleichzeitig auf große Gefühle und klares Denken gerichtet sein. Fragen Sie Ihr Kind ruhig einmal, ob es funktioniert, einen spannenden Film zu verfolgen und gleichzeitig Mathehausaufgaben zu machen. Entweder das Mitfiebern oder aber das Rechnen wird nicht mehr richtig klappen. Diese Erkenntnis ist etwas, das zum Werkzeug werden kann: Aus der jeweiligen Situation heraus können ganz normale Tätigkeiten genutzt werden, um die Wahrnehmung umzulenken. Das gelingt oft bereits durch eine Veränderung von Körperhaltung, Ort und Tätigkeit (beschrieben in »Begegnen Sie Trauma-Alarmen«, siehe Seite 41). Auch spezielle Übungen, die zunächst im Alltag trainiert werden, können einen großen Beitrag leisten.

Finden Sie mit Ihrem Kind die Version, die gut funktioniert, und üben Sie diese in ruhigen und entspannten Situationen. Dann versuchen Sie in der nächsten aufgeregten Situation gemeinsam daran zu denken, die Technik auf die Probe zu stellen. Erwarten Sie dabei bitte kein »Ausschalten« der Alarm-Gefühle wie bei einem Lichtschalter, sondern eher eine schrittweise Veränderung der Intensität von zehn auf neun auf acht … wie bei einem Stufenregler am Elektroherd.

Rettungsring 2: Trauma-Alarme auf Abstand bringen

Diese Übung kann – je nach Vorliebe des Kindes – mit Zahlen oder Worten und in verschiedenen Schwierigkeitsgraden durchgeführt werden. Wichtig ist dabei lediglich die Zielsetzung. Es geht nicht darum, wie schwierig die Aufgabe ist. Im gelben Bereich funktioniert der Kopf ohnehin nicht mehr uneingeschränkt. Es geht lediglich darum, die Wahrnehmung ganz und gar auf eine bestimmte Sache zu richten und bei dieser zu verweilen, bis die Alarmgefühle in den Hintergrund getreten sind.

Die Übung besteht aus einer Gedankenkette: Wenn Ihr Kind eine Vorliebe für Worte hat, wird die Wahrnehmung zum Beispiel auf das Aneinanderreihen von Tiernamen gerichtet. Ihr Kind startet immer mit seinem Lieblingstier und fügt dann weitere Tiere an. Dabei beginnt die Bezeichnung des Tieres immer mit dem Buchstaben, auf den das vorherige endet. So entsteht eine Tierreihe, die zum Beispiel so aussieht:

Katz***e*** – ***E***ichhörnche***n*** – ***N***ilpfer***d*** – ***D***rosse***l*** – ***L***egua***n*** – ***N***…

Es kann hilfreich sein, sich die Tiere dabei auch bildlich vorzustellen. Diese Übung kann still in Gedanken, aber auch laut und sogar gemeinsam und abwechselnd durchgeführt werden. Dann helfen zusätzlich der Kontakt und das Gefühl, es nicht allein mit den Gefühlen aufnehmen zu müssen. Wichtig, vor allem bei jüngeren Kindern, ist der Hinweis, dass es bei diesem Spiel nicht um die richtige Schreibweise, sondern um das Lenken der »Wahrnehmungstaschenlampe« geht.

Kleinere Kinder »sammeln« einfach alle Tiere des Waldes, alle im Urwald, im Zoo oder auf dem Bauernhof.

Hat Ihr Kind eher ein Faible für Zahlen als für Worte, kann die Fokussierung auf Rechnen oder Zählen sehr gut funktionieren. Schon einfaches Zählen, zum Beispiel vorwärts bis zehn und dann rückwärts wieder bis null, oder das Bewegen und Benennen der eigenen Finger mit den Ziffern eins bis zehn bindet die Aufmerksamkeit und hilft, überwältigende Gefühle in den Hintergrund treten zu lassen.

Ältere Kinder starten zum Beispiel mit der Zahl 100 und rechnen immer wieder minus 7: 100-7 = 93, -7 = 86, -7 = 79, -7 = 72 … – oder machen eine andere Rechenaufgabe. Passen Sie die Aufgabe an die aktuellen Rechenfähigkeiten Ihres Kindes an. Wichtig ist lediglich, die Aufgabe schon im Vorfeld festzulegen, um einfach und ohne Nachdenken darauf zugreifen zu können.

»Ich hatte schon bemerkt, dass der Stress immer größer wurde und angefangen, mir Sorgen zu machen. Keiner hat verstanden, warum Sevi mich plötzlich anschaute, lächelte und ›Maulwurf‹ sagte. Da wusste ich, dass wir es im Griff haben.«
Maritta, Mutter von Sevi (10 Jahre), über die Befragung zum Überfall

Reorientierung

Reorientierung hat ebenso wie Distanzierung zum Ziel, einem aufziehenden oder bereits ablaufenden Trauma-Alarm etwas entgegenzusetzen. Das ist wichtig, um nicht emotional fortgerissen zu werden, sondern durch eine **feste Verankerung im Hier und Jetzt** die Verbindung zur Gegenwart zu erhalten.

Wenn Sie merken, dass Sie selbst oder Ihr Kind die Bodenhaftung verlieren, sich die Ihnen bekannten Frühwarnzeichen zeigen und die Anspannung in den »gelben Bereich« springt, hilft eine Mischung aus Tun, Spüren und Beobachten.

Sagen Sie zum Beispiel: »Drück nacheinander erst das rechte und dann das linke Bein fest auf den Boden. Spüre und beobachte, wie sich die Muskeln an- und dann wieder entspannen. Dann spanne nacheinander zuerst den rechten und dann den linken Arm kräftig an und mache eine Faust. Spüre und beobachte auch hier, wie sich die Spannung zuerst auf- und dann wieder abbaut. Nach einem oder mehreren Durchgängen versuche, ohne weiteres Anspannen, deine Hände und Füße als Eckpunkte deines Körpers gleichzeitig zu spüren.«

Durch diese Bewegungsabfolge wirken gleich mehrere hilfreiche Mechanismen: Die Wahrnehmung kommt ins Hier und Jetzt und verbindet sich mit dem Körper, der gleichzeitig etwas Energie abbaut und die Spannung senkt, die durch den Alarm entsteht. Zugleich kann das Spüren der eigenen Körpergrenzen, des »Rahmens« aus Füßen und Händen, etwas sehr Erdendes haben.

Auch kräftige Körperreize können uns zurück in die Gegenwart helfen: Lassen Sie Ihr Kind einen eiskalten Schluck Wasser trinken, ein saures oder erfrischendes Bonbon lutschen, die Hände mit warmem Wasser und duftender Seife waschen oder Arme und Beine klopfen oder abreiben.

Die folgende Übung bindet quasi einen Sinn nach dem anderen in der Gegenwart fest, um eine Verankerung zu bewirken und sollte – wie auch die Distanzierungstechniken – vorab geübt werden. Nur so kann der Kopf sie bei einem drohenden Trauma-Alarm, wenn das Nachdenken nicht mehr gut funktioniert, noch abrufen.

Rettungsring 3: Anker werfen

Erklären Sie Ihrem Kind, wie es gelingen kann, aus dem gelben Bereich wieder zurück ins Hier und Jetzt zu finden, und üben Sie dafür Folgendes:

»Wir verankern zuerst das ***Sehen*** in der Gegenwart. Schau dich einmal um und nenne mir einen Gegenstand, der dir ins Auge fällt. Dann beschreibe ihn mit Namen, Farbe und Größe, zum Beispiel: »Ich sehe einen Tisch, der ist groß und braun« oder »Ich sehe eine Tasse, die ist klein und rot.«

Nun wenden wir uns dem ***Hören*** zu. Lausche einmal genau auf die Geräusche, die dich im Moment umgeben. Vielleicht ist das gerade ganz einfach, vielleicht musst du auch ein bisschen warten und sehr aufmerksam sein. Wenn du ein Geräusch ausgewählt hast, benenne es, zum Beispiel so: »Das Geräusch ist ganz leise, es kommt von draußen und ist der Straßenverkehr.« oder »Das Geräusch ist mittellaut und kommt aus dem Nebenzimmer, jemand lacht.«.

Zum Schluss holen wir auch noch den ***Tastsinn*** in die Gegenwart. Such dir etwas aus, das du anfassen und spüren kannst und beschreibe es zum Beispiel so: »Das ist meine Katze, sie fühlt sich warm und weich an« oder »Das ist der Reißverschluss an meiner Jacke, er ist hart und kühl«.

Nach einem Durchgang kannst du überprüfen, wie viel vom Alarm noch übriggeblieben oder ob du schon wieder im grünen Bereich bist. Wenn du möchtest, mach einfach noch eine Runde!«

> »Das hat sich schon gut angefühlt, plötzlich etwas in der Hand zu haben, um mir selbst zu helfen – und zwar völlig egal, wo ich bin. Der Panik war ja auch völlig egal, wo ich gerade war. Deshalb hat das so gepasst.« Anuschka (11 Jahre), nach einem Wohnungsbrand

(Wieder) einschlafen

Immer wieder schlecht zu schlafen oder nicht einschlafen zu können, kostet Kraft und kann sehr unglücklich machen. Häufig ist die Zeit, in der Ruhe einkehrt und keine Ablenkung mehr die Aufmerksamkeit bindet, genau die Zeit, in der »Grübelgedanken«, Unruhe, Erinnerungen oder beunruhigende Fragen anklopfen. Die folgende Übung bietet dem Kopf einen Fokus, der ausreicht, um nicht abzuschweifen, gleichzeitig aber so wenig aufregende Informationen übermittelt, dass er dem Einschlafen nicht im Wege steht.

Rettungsring 4: Der Schlaftrick

Der erste Schritt besteht darin, dem eigenen Kopf in kleinen Einzelschritten von etwas zu erzählen, das ihm vertraut oder bekannt ist. Dazu eignet sich entweder der »Bericht vom Tag« oder aber das Beschreiben einer angenehmen und sehr vertrauten »Lieblingstätigkeit«.

Beim ***»Bericht vom Tag«*** wird in kleinen Schritten der Tag vom allerersten Moment an durchgegangen und in Gedanken formuliert. Dabei geht es ausschließlich um einen beschreibenden Bericht und nicht um die Gefühle, die am Tag dabei eine Rolle gespielt haben. Das klingt dann zum Beispiel so: »Heute morgen bin ich aufgewacht, weil mein Hund an der Zimmertür gekratzt hat. Ich habe meine Hausschuhe angezogen und bin in die Küche gegangen. Dort habe ich den Wasserkocher angestellt, habe eine Dose Hundefutter und eine frische Futterschüssel aus dem Schrank genommen, die alte Schüssel in die Spüle gestellt und die Krümel vom Boden aufgefegt.« So wird bis zum Tagesende verfahren. Die Beschreibung erfolgt in Gedanken, recht zügig und wirklich kleinteilig. Wie gesagt, ist das Ziel, den Kopf sanft an etwas zu binden, das ihm bekannt ist und keine Neuigkeiten bereithält. Sollte die Konzentration nachlassen oder Einnicken den Bericht unterbrechen, lässt sich bei einem erneuten Aufwachen einfach beim letzten erinnerbaren Punkt wieder einsteigen.

Sollte der Tag sehr aufwühlend, anstrengend oder unangenehm gewesen sein, bietet sich eine Alternative an: Alle Menschen kennen Tätigkeiten, die ihnen liegen, bei denen sie sich kompetent, sicher, entspannt und wohlfühlen. Ähnlich wie beim »Bericht vom Tag« wird bei dieser Version dem eigenen Kopf sehr detailliert und kleinteilig eine solche ***»Lieblingstätigkeit«*** beschrieben. Da lediglich die Aufmerksamkeit gebunden werden soll, darf die Tätigkeit ganz ruhig, sehr vertraut, vielleicht sogar unspektakulär sein. Ob sich dafür das Putzen und Versorgen des Pferdes im Reitstall, das Herstellen eines Modellbausatzes, das Backen eines Kuchens oder das Fußballtraining besonders gut eignet, darf ganz individuell ausprobiert werden. Hauptsache, die Vorstellung ermöglicht eine sanft gebundene Aufmerksamkeit, Entspannung und ein langsames Loslassen. Sollte es sich um eine Aktivität außer Haus handeln, kann auch die Vorbereitung – zum Beispiel das Packen der Sporttasche, das Anziehen der Reitkleidung oder der Weg zum Training – inklusive der Vorfreude in den Bericht hineingenommen werden.

Sollte der Bericht vom Tage oder das Beschreiben der Lieblingstätigkeit den Schritt in den Schlaf noch nicht ermöglicht haben, kann der ***zweite Schritt*** helfen, zur Ruhe zu kommen, indem er die Aufmerksamkeit auf den Körper lenkt. In Gedanken wird dazu, bei den Zehen beginnend, allen Körperteilen ***die Erlaubnis*** erteilt, sich zu entspannen. Die Gedanken können sich dabei womöglich so anhören: »Meine Zehen und Füße entspannen sich und dürfen nun schlafen. Meine Beine entspannen sich und dürfen nun schlafen. Mein Po und Becken entspannen sich und dürfen nun schlafen.« Wenn Sie diese Methode mit Ihrem Kind ausprobieren, achten Sie darauf, dass alle Körperteile einbezogen und nicht nur gedacht, sondern auch entspannt werden. Der Bauch, der Brustkorb, der obere und der untere Rücken, die Schultern, Arme und Hände, der Hals und Nacken, der Kiefer, die Ohren, die Augen und die Stirn und sogar die Kopfhaut mit den Haaren.

Der ***dritte Schritt*** ist eine sehr einfache Zählaufgabe, die mit noch weniger Inhalt oder Reiz die Aufmerksamkeit bindet. Dazu wird in Gedanken langsam und bedächtig von tausend rückwärts gezählt. Sollte die Zahl zu groß oder ***Rückwärtszählen*** zu schwierig sein, funktioniert auch jede andere Zahl, Vorwärtszählen oder aber das Aufsagen des Alphabets.

Mit Albträumen umgehen

Jeder, der schon einmal einen heftigen Albtraum hatte, weiß, mit wie viel Schrecken das Aufwachen verbunden ist und dass es eine ganze Weile dauern kann, bis der Traum seinen Griff lockert und die Angstgefühle nachlassen.

Häufig sind Eindrücke des schrecklichen Traums erinnerbar, aber vor allem die körperliche Wirkung ist zum Teil sehr heftig und geht von Herzrasen und Schweißausbrüchen bis hin zu einem Gefühl, wie gelähmt und ausgeliefert zu sein.

Vor allem eine gute Orientierung in der Realität hilft dabei, wieder aus dem Albtraum-Erleben herauszufinden. Dazu ist es wichtig, schnell und unkompliziert an den Lichtschalter zu gelangen, denn allein das Anschalten des Lichtes und das Wahrnehmen der vertrauten, ruhigen Umgebung hilft oft schon. Aber auch das Installieren eines Nachtlichtes oder eines Bewegungsmelders in der Nähe vom Bett, der beim Winken mit dem Einschalten eines Lichtes reagiert, kann nützen. Ein paar Schlucke zu trinken, erdet zusätzlich. Die ängstliche Erstarrung zu beenden und sich zu bewegen, zum Beispiel sich kräftig zu strecken oder ein paar Schritte zu gehen – so es die Angst bereits wieder zulässt – schickt die unangenehmen Gefühle aus dem Körper.

Sollten die Albtrauminhalte mit dem traumatischen Ereignis verbunden sein und dieses wiederaufleben lassen, kann es beruhigend sein, einen Gegenstand in sofortiger Blick- und Griffweite zu haben, der zum Zeitpunkt des Traumas noch nicht vorhanden war und damit deutlich sagt: »Das Ereignis liegt in der Vergangenheit. Heute ist ein anderer Tag!« Überlegen Sie zusammen mit Ihrem Kind, welcher Schutz- oder Glücksbringer dafür geeignet ist und wo dieser sein soll. Lesen Sie auch die Tipps zum Fertigerzählen von Albträumen unter »Traumatischer Stress ab dem Kindergartenalter«, Seite 57.

Rettungsring 5: Den Schrecken vertreiben

Angst und Kreativität passen von Natur aus nicht unter einen Hut! Wenn unser Körper hoch alarmiert ist, stellt er ausschließlich Energie dafür zur Verfügung, sich in Sicherheit zu bringen, keinesfalls aber für kreative Tätigkeiten. Das kann wirkungsvoll als Technik beim Aufwachen aus Albträumen genutzt werden. Singen oder Summen zum Beispiel signalisiert dem alarmierten Körper: »Moment mal, anscheinend ist alles in Ordnung, sonst würden wir nicht singen.«

Singen, vielleicht sogar ein Lied, das auch inhaltlich signalisiert, dass Angst jetzt nicht mehr Thema ist, löst zuverlässig die entstandene Angsterstarrung. Auch sanftes Summen hilft: Allein das Spüren der entstehenden Vibration führt dazu, dass die Atmung langsamer und tiefer wird und sich Anspannung löst.

»Sie schlief damals eigentlich nur in meinem Bett und zwar vor allem wegen der Albträume. Die waren wirklich schrecklich, und sie wachte jedes Mal schweißgebadet auf. Das hätte ich keinem geglaubt, dass ich mal direkt nach einem solchen Horrortraum, mitten in der Nacht, lauthals zusammen mit ihr ›Wir wollten mal auf Großfahrt geh'n‹ singen würde. Manchmal habe ich mich gefragt, was unser Nachbar wohl denkt, aber Hauptsache war, es hat geholfen!« Anselm, Vater von Lina (7 Jahre), nachdem sie einen schweren Unfall mit angesehen hatte

Schmerzen und Verspannung lindern

Bei immer wiederkehrenden unangenehmen körperlichen Empfindungen oder Verspannungen ist es sinnvoll, dem Körper ganz bewusst immer einmal wieder die Möglichkeit zu geben, die Anspannung wahrzunehmen und zumindest für einen kurzen Moment zu reduzieren. Dieser kleine ***Anspannungstest*** ist sehr effektiv und schnell durchführbar:

1. Augen entspannen.
2. Schultern sinken lassen.
3. Hände öffnen.
4. Gesäßmuskulatur entspannen – so, als solle etwas, das zwischen den Pobacken festgehalten wurde, losgelassen werden.

So entsteht in Sekundenschnelle nicht nur eine Momentaufnahme der Anspannung, die der Körper gerade hält. Die Übung dient außerdem schon als erste kleine Gegenmaßnahme.

Vor allem bei ständigen Bauchschmerzen gilt zusätzlich der Tipp, wenn die Schmerzen gerade sehr stark sind, eine Weile kontrolliert nur durch die Nase ein- und auch auszuatmen. Viele Menschen tendieren dazu – gerade bei starken Schmerzen oder wenn etwas sehr belastend ist –, schnell und durch den Mund zu atmen. Dabei wird häufig unbemerkt viel Luft geschluckt, die Bauchschmerzen dann noch weiter verstärken. Beim Ausatmen zusätzlich zu brummen, zu summen oder einen anderen Laut von sich zu geben, hilft zusätzlich gegen die Anspannung, die durch Schmerzen oder Stress entsteht.

Die folgende Imagination und Übung kann vorbeugend und situativ helfen, körperliche Anspannung, Unwohlsein oder sogar Schmerzen zu lindern.

Rettungsring 6: Mein guter Stern

Erzählen Sie Ihrem Kind Folgendes: »Vielleicht hast du schon einmal gehört, dass jemand sagt: Jemand wurde unter einem guten Stern geboren. So einen guten Stern hast auch du, ganz für dich allein. Stell dir einmal vor, wie er über dich wacht. Welche Farbe und Form hat er? Ist er ganz hell oder eher sanft? Blinzelt er – oder strahlt er immer mit der gleichen Kraft? Ist sein Licht warm oder eher kühl? Wann auch immer du möchtest und ihn in deiner Nähe brauchst, kannst du ihn ganz einfach mit deinen Gedanken zu dir heranrufen. Wenn dein Stern in deiner Vorstellung direkt vor dir strahlt, atme tief genau die Eigenschaft deines Sterns ein, die du gerade am besten gebrauchen kannst: Das kann Kraft, Klarheit, Linderung, Ruhe, Licht, Weite, Entspannung oder auch Trost sein. Schick die eingeatmete Eigenschaft genau an den Ort in deinem Körper, an dem sie Gutes tun kann.

Beim Ausatmen darfst du deinem Stern alle Dinge schicken, um die er sich für dich kümmern oder die er verwahren soll. Schmerz, Angst, Anspannung, Grübelgedanken oder einfach ein unangenehmes Gefühl. Was auch immer es ist, der Stern kann es aufnehmen, damit du es nicht allein tragen musst. Wenn du das Gefühl hast, genug Kraft eingeatmet und Schwieriges abgegeben zu haben, schicke deinen Stern in der Gewissheit wieder an seinen Himmelsplatz, dass er aus der Ferne auf dich schaut und jederzeit wieder zu dir kommt, wenn du ihn rufst.«

Angst und Erstarrung beenden

Die anhaltende Erstarrung und ängstliche Fixierung, die auf eine Traumatisierung folgen, sind sehr anstrengend für den Körper. Damit Körper, Kopf und Herz zurück in eine entspanntere Gangart finden, gibt es auf körperlicher Ebene eine Vielzahl an Möglichkeiten, immer wieder »herunterzuschalten«, kleine Gegenimpulse zu setzen und so immer wieder Stück für Stück die

Daueranspannung zu lösen. Dabei wirken diese »Minitechniken« oft unspektakulär. Lassen Sie sich dadurch nicht darüber hinwegtäuschen, dass es sich um hoch wirkungsvolle Übungen handelt, die – so banal sie auch scheinen – einen echten Unterschied machen können.

Gähnen und Strecken mindern Stress, stimulieren die Wahrnehmung, lassen uns unseren Körper spüren, erhöhen die Kontrolle über unsere Muskeln, entspannen und steigern das Wohlbefinden.

Schütteln des Körpers (Füße und Beine, Hände und Arme, vielleicht auch den Kopf) löst Spannung, die der Körper hält und lässt sich wunderbar mit der Vorstellung verbinden, ein Gefühl, einen Gedanken oder eine Belastung abzuschütteln.

Hüpfen oder auf einem Bein stehen fordert unsere Koordinationsfähigkeit und hat zusätzlich etwas Spielerisches, das unserem Körper signalisiert: »Anscheinend gibt es gerade keinen Grund alarmiert zu sein.« Zudem beeinflusst das Suchen und Finden des körperlichen Gleichgewichts auch das innere Gleichgewicht.

Eine Selbstumarmung mit oder ohne Streicheln und Drücken, vermittelt ein Gefühl von Sicherheit, hilft dabei, Anspannung loszulassen und schaltet im Gehirn auf »Geborgenheit«.

Händchenhalten lässt das Gefühl entstehen, nicht allein zu sein, selbst wenn das Händchenhalten mit sich selbst geschieht. Dazu kurz überlegen, welche Hand die starke, tröstliche und beruhigende ist. In diese Hand dann die andere legen. Halten, Streicheln, Drücken verstärken das Erleben von Trost noch und können ganz unbemerkt zu jeder Zeit an jedem Ort eingesetzt werden.

»Jetzt schimpft die Mama nicht mehr, wenn ich ständig gähne. Jetzt sagt sie nur noch, ich soll die Hand vor den Mund nehmen«, Ludwig (9 Jahre), nach einem schweren Unfall mit dem Schulbus

Auch die folgende Übung kann helfen, Anspannung oder Angst zu senken.

Rettungsring 7: Durchschnaufen

Probieren Sie mit Ihrem Kind die folgende Übung aus: »Stell dir deine Lieblingsgeburtstagstorte vor. Nun atme durch die Nase langsam und tief so ein, als würdest du an deiner Geburtstagstorte riechen und den wundervollen Erdbeer-, Vanille- oder Schokoduft in deinem gesamten Körper verteilen wollen. In deiner Brust, deinem Bauch, bis in deine Arme, Beine, Hände und Füße. Leg ruhig eine Hand auf die Brust und eine auf den Bauch, um zu spüren, wie der Duft beginnt, den ganzen Körper aufzufüllen.

Wenn der ganze Körper mit Tortenduft gefüllt ist, atme durch den Mund langsam und gezielt aus, so als würdest du nun die Kerzen auf der Torte auspusten und müsstest versuchen, jede einzelne der vielen Kerzen zu schaffen. Nach ein- bis dreimal, atme normal weiter.«

Natürlich funktioniert die Übung auch ohne die Vorstellung einer Torte. Denn das Einatmen durch die Nase und darauf folgend das etwas längere Ausatmen durch den Mund trägt zur Beruhigung bei und wirkt ganz nebenbei auch noch gegen Übelkeit. Dabei ist es gut darauf zu achten, dass sich beim Atmen möglichst Brust- und Bauchraum bewegen. Das lässt sich unterwegs oder draußen auch gut mit dem Zählen der Schritte kombinieren und an den eigenen Atemrhythmus anpassen, zum Beispiel: zwei Schritte einatmen, vier Schritte ausatmen, zwei Schritte Pause. Zwei Schritte einatmen, vier Schritte ausatmen, zwei Schritt Pause … Ein weiterer positiver Effekt dieser Variante ist, dass auch die Bewegung an sich der Erstarrung entgegenwirkt.

Stärke spüren und Gutes wahrnehmen

Um überleben zu können, war und ist es für uns Menschen von größter Wichtigkeit, mögliche Gefahren schnell und umfassend wahrzunehmen. Diese natürliche Sensibilität wird durch eine Traumatisierung noch gesteigert. Der Kopf ist mehr denn je auf Gefahrensuche ausgerichtet und blendet leicht aus, dass auch gute Dinge geschehen. In diesen Zeiten ist es wichtig, ganz bewusst immer wieder Dinge in die Wahrnehmung zu rufen, die trotz oder neben der Belastung angenehm, gut, wohltuend, lustig oder tröstlich sind. Nur so kann der Blick für alles Schöne erhalten bleiben. Dabei ist es nicht so wichtig, ob Schönes zufällig geschieht oder mit Absicht herbeigeführt wird. Sorgen Sie also unbedingt auch selbst für schöne Momente, nehmen Sie die Sache mit all der Fantasie und Kreativität, die in Ihnen und Ihrem Kind stecken, selbst in die Hand.

Zum Beispiel können Sie ein kleines Ritual einführen und sich abends gegenseitig erzählen, was der ***beste Moment des Tages*** war. Der muss gar nicht spektakulär gewesen sein. Ein kleiner Moment, der besser, leichter, ein bisschen unbeschwerter oder lustig war, reicht völlig aus. Achten Sie bei dieser Übung darauf, nicht »abzurutschen«, das gute Erleben sofort einzuschränken oder mit der Schilderung aller nicht so guten Momente zu überlagern. Auch diese brauchen Platz, keine Frage. Grenzen Sie Gespräche darüber aber bewusst von dieser Übung ab, damit sie ihre Wirkung entfalten kann.

Eine weitere Möglichkeit, um gute Momente nicht nur augenblicklich wahrzunehmen, sondern sie auch im Nachhinein in ihrer Fülle wieder aufleben zu lassen, ist ein ***Fotojournal***. Um das anzulegen, ist jedes Smartphone mit Kamera geeignet – und das besitzen heute viele Kinder und die meisten Jugendlichen. Die Aufgabenstellung kann lauten, jeden Tag gezielt mindestens ein Foto von einem guten Moment zu schießen. Auch bei dieser Variante kommt es nicht auf die Schönheit, sondern die Bedeutung des Motivs an. Alles, was einen Moment Freude schenkt, soll festgehalten werden, egal ob das Foto eine Tasse Kakao, die lachende beste Freundin, ein cooles Luxusauto am Straßenrand oder die Sonne über den Dächern zeigt.

Rettungsring 8: Starke Hände

Eine Übung, die zwei verschiedene Techniken miteinander verbindet, soll dieses Kapitel abschließen.

Zunächst werden die Umrisse beider Hände nebeneinander auf ein großes Blatt Papier gemalt. Dafür einfach die Hände auf das Papier legen und mit einem dicken Stift in ein oder zwei Lieblingsfarben die Konturen umfahren. Das geht am besten zu zweit.

Dann wird in jedem Finger des rechten Handumrisses ein Mitglied für das ***»Team«*** geschrieben, das sich das Kind für die aktuelle Situation an seine Seite wünscht. Dazu können Familienmitglieder, aber auch andere Bezugspersonen, befreundete Kinder, sogar Haustiere gehören. Sollte einem einmal überhaupt niemand aus dem realen Leben einfallen, dürfen auch Figuren aus

Büchern oder Filmen oder bekannte Persönlichkeiten jeglicher Lebensbereiche ins Team »berufen« werden. Überlegen Sie gemeinsam ganz konkret, warum genau diese Person, diese Figur oder dieses Tier einen Platz verdient, und machen Sie die Gründe lebendig. Bitte achten Sie darauf, dass das Kind möglichst frei wählt und versteht, dass es nicht um eine endgültige Festlegung »wichtigster Personen« geht, sondern um die optimale Besetzung für diese aktuelle Situation. Viele Kinder verstehen zum Beispiel, dass beim Aufstellen eines Fußballteams viel mehr Spielende zur Auswahl stehen, als für ein bestimmtes Spiel dann tatsächlich auf den Platz können. Auch dann muss entschieden werden, wer genau an diesem Tag auf den Platz geht, obwohl alle grundsätzlich fit und überragend gut sind. Ohne diese Erklärung haben manche Kinder das Gefühl, unfair zu sein, wenn sie jemanden weglassen, der wichtig für sie ist, und setzen das Team aus den falschen Beweggründen zusammen.

Als Nächstes wird der linke Handumriss beschriftet und nach Lust und Laune verziert. Für jeden Finger sucht das Kind nun eine Tätigkeit aus, bei der es sich wohl, stark, zuversichtlich, sicher oder glücklich fühlt: Was schafft ***Glücksmomente***, die Freude, Kraft und Zuversicht schenken? Bitte achten Sie – besonders bei sehr leistungsorientierten Kindern – darauf, dass das gute Gefühl bei der Tätigkeit im Vordergrund steht und nicht eine erbrachte Leistung. Nur wenn das Lösen von Rechenaufgaben ein Hochgefühl auslöst, gehört es mit auf das Bild. Ansonsten sind keine Grenzen gesetzt. Von Kuchenbacken über das Zocken mit anderen, Trampolinspringen oder mit dem Hund über die Wiese toben, die kleine Schwester zum Lachen bringen oder vom Dreier springen – alles ist erlaubt. Lassen Sie auch hier das gute Gefühl greifbar werden, indem Sie sich die Situationen lebendig schildern lassen. Einen zusätzlichen Nutzen hat es natürlich, wenn diese Dinge auch tatsächlich regelmäßig in den Alltag eingebaut und erlebt werden können.

Im nächsten Schritt kann spielerisch geübt werden, sich an die Teammitglieder und Glücksmomente zu erinnern, erst offen und dann mit verdecktem Bild, indem die Hände auf die Handumrisse gelegt werden. So entsteht das gute Gefühl, sowohl den persönlichen Rückhalt als auch die eigenen Kraftquellen ganz nah bei sich zu haben.

Als letzten Schritt kann die Übung in angespannten Momenten als eine

Mischung aus Distanzierungs- und Beruhigungsübung genutzt werden. So geht's: Einfach alle Fingerspitzen der rechten Hand auf die Fingerspitzen der linken Hand legen, dann zuerst die Daumen etwas stärker aneinanderdrücken und das Teammitglied rechts und den Glücksmoment links in Gedanken zu einem Satz zusammenführen. Dann mit dem Zeigefinger-Paar weitermachen, den Mittelfingern… Das kann dann zum Beispiel so klingen: »Oma springt auf dem Trampolin«, »Purzel isst Schokolade«, »Helene Fischer gewinnt die Matheolympiade«,…

So entstehen ganz persönliche, oftmals auch lustige Sätze, die zum einen die Wahrnehmung lenken und zum anderen die positiven Inhalte der vorangegangenen Übung ins Bewusstsein »laden«.

»Keiner hat gewusst, dass Manuel Neuer beim Gespräch im Jugendamt mit dabei war. Als alle darüber gesprochen haben, wo ich jetzt wohnen soll, habe ich den Daumen ein bisschen gegen den Tisch gedrückt und gewusst: ›Da isser!‹. Mal ehrlich, was soll passieren, wenn man den auf seiner Seite hat?!« Yves (15 Jahre), sein Vater hatte seine Mutter getötet

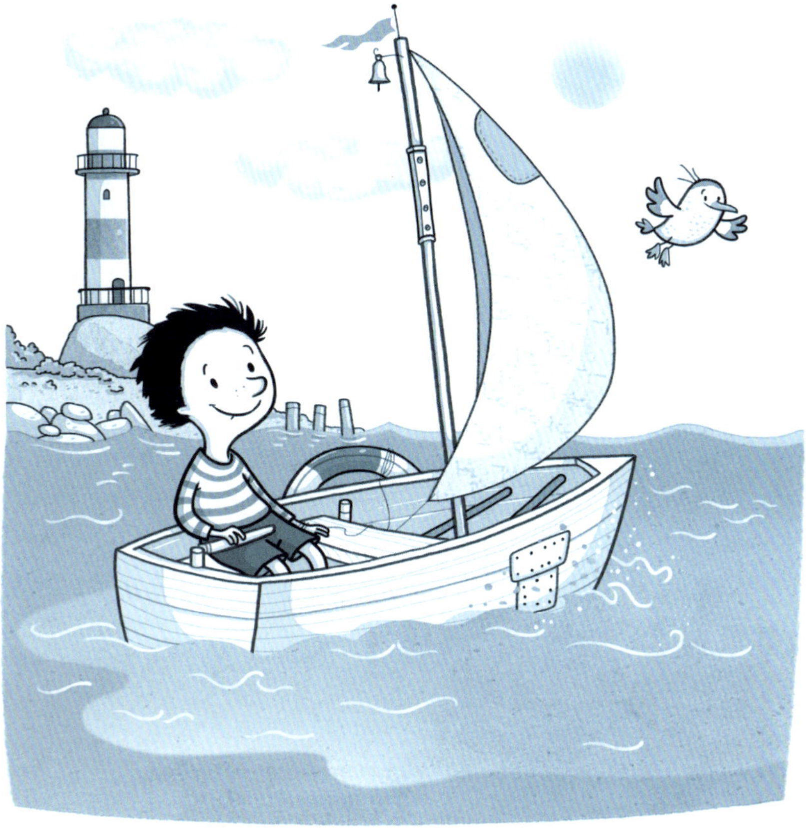

Die See kann rau sein, gefährlich und wild. Doch mit Hilfe und einem starken Richtungslicht können auch schwere Stürme überstanden werden. Mit Spuren, Schrammen, Narben, sicherlich. Aber auch mit neuer Kraft, größer und voller Zuversicht – und Wind in den Segeln für alles, was noch kommen soll.

»Wir lieben die Stürme, die brausenden Wogen, der eiskalten Winde raues Gesicht.
Wir sind schon der Meere so viele gezogen und dennoch sank unsre Fahne nicht.«
Urheber unbekannt

Anhang

Literaturempfehlungen

Ratgeber

- Kern, Tita; Rinder, Nicole; Rauch, Florian: **Wie Kinder trauern. Ein Buch zum Verstehen und Begleiten.** München: Kösel Verlag 2017.
- Rinder, Nicole; Rauch, Florian: **Damit aus Trauma Trauer wird. Weiterleben nach dem Suizid eines nahestehenden Menschen.** Gütersloh: Gütersloher Verlagshaus 2016.
- Rost, Christina; Overkamp, Bettina: **Selbsthilfe bei posttraumatischen Symptomen. Übungen für Körper, Geist und Seele.** Paderborn: Junfermann Verlag 2018.
- Wilk, Daniel: **Ein Käfer schaukelt auf einem Blatt, Entspannungs- und Wohlfühlgeschichten für Kinder jeden Alters**. Heidelberg: Carl-Auer Verlag 2012.

Kinderbücher

- Lueger-Schuster, Brigitte; Pal-Handl, Nina; Lackner, Regina: **Wie Pippa wieder lachen lernte. Fachliche Hilfe für traumatisierte Kinder** [Bilderbuch]. Wien u. a.: Springer Verlag 2004.
- Schneider, Isabel; Schneider-Hartmann, Martina: **Feli und Matze im Land der Kinderseelen. Eine Geschichte über den Kreislauf des Lebens.** Frankfurt am Main: Mabuse Verlag 2012.
- Weitze, Monika; Battut, Eric: **Wie der kleine rosa Elefant einmal sehr traurig war und wie es ihm wieder gut ging**. Zürich: Bohem Press 2008.
- Furman, Ben; Weber, Mathias: **Antons Albtraum**. Heidelberg: Carl-Auer Verlag 2016.
- Bosse, Ayse; Klammt, Andreas: **Weil Du mir so fehlst. Dein Buch fürs Abschied nehmen, Vermissen und Erinnern.** Hamburg: Carlsen Verlag 2016.

Hilfreiche Adressen und Kontakte

- **AETAS Kinderstiftung:** www.aetas-kinderstiftung.de
  Spendenfinanzierte KinderKrisenIntervention, Beratung und Begleitung für traumabelastete Kinder, Jugendliche sowie ihre Bezugspersonen und Fachkräfte. Möglichkeit der Telefonberatung.
  Baldurstraße 39, 80 638 München, Telefon 089 159 869 60,
  Mail: info@aetas-kinderstiftung.de
  Unter www.aetas-kinderstiftung.de/kurswechsel-projekt/ finden Sie zahlreiche frei verfügbare Materialien, die ursprünglich im Rahmen eines Versorgungsprojekts für Familien entwickelt wurden, die einen Suizid(versuch) im Nahfeld erlebt haben. Alle Materialien sind so gestaltet, dass sie auch für alle anderen Familien hilfreich sein können, die mit belastenden Lebensereignissen umgehen müssen.
- **Telefonseelsorge:** www.telefonseelsorge.de
  Datenbank und Hilfe für alle Menschen in Not. Anonyme, kostenfreie Telefonberatung rund um die Uhr. Außerdem Möglichkeit der Chat- und Mailberatung.
  Telefon: 0800 111 0111 oder 0800 111 0222
- **YoungWings:** www.youngwings.de
  Deutschlandweite Onlineberatungsstelle für trauernde Kinder und Jugendliche.
- **Bundeskonferenz für Erziehungsberatung:** www.bke.de
  Bundesweite Beratungsstellensuche, Onlineberatung für Eltern und Jugendliche ab 14 Jahren.
- **Deutsche Arbeitsgemeinschaft für Jugend- und Eheberatung e. V.:** www.dajeb.de
  Bundesweite Beratungsstellensuche, Telefon- und Internetberatung.
- **KidTrauma:** www.kidtrauma.com
  Online Trauma-Check und Auflistung traumaspezifischer Fachstellen in Deutschland, Österreich und der Schweiz.
- **Deutsche Gesellschaft für Kinder- und Jugendpsychiatrie, Psychosomatik und Psychotherapie e. V.:** www.dgkjp.de
  Onlinesuche Kliniken für Kinder- und Jugendpsychiatrie mit Notaufnahme nach Postleitzahlenbereich unter www.dgkjp.de/kliniken

- **Kassenärztliche Bundesvereinigung:** www.kbv.de
  Verzeichnis der Kassenärztlichen Vereinigungen der Bundesländer zur Suche nach Ärzt*innen und Psychotherapeut*innen.
- **Bundes Psychotherapeuten Kammer:** www.bptk.de
  Verzeichnis der Suchfunktionen für psychologische Psychotherapeut*innen und Kinder-Jugendtherapeut*innen je Bundesland.

Quellenverzeichnis

S. 11: Kunze, Reiner: rudern zwei. In: ders.: Gespräch mit der Amsel. Frühe Gedichte, Frankfurt am Main: S. Fischer Verlag 1984, S. 9.